Mahesh Chavd.

# Nur Liebe kann Wunder wirken

Verlag Gottfried Bernard
Solingen

Titel der Originalausgabe: Only Love can make a Miracle
by Mahesh Chavda



Übersetzung: Kirsten Gödeke
Satz: CONVERTEX, Aachen
Grafik: image design, A. Fietz, Landsberg
Druck: Druckhaus Gummersbach

ISBN 3-925968 47-4

# INHALT

# Widmung

„Geht hin und berichtet…, was ihr hört und seht: Blinde werden sehend und Lahme gehen, Aussätzige werden gereinigt und Taube hören und Tote werden auferweckt und Armen wird gute Botschaft verkündigt.“ (Mt. 11,4-5)

Dieses Buch ist dem Autor jedes guten Berichts gewidmet – dem Herrn Jesus Christus.

Kapitel 1

# Kasavubu Square

Es war Mittag. Ich befand mich in Kinshasa, der Hauptstadt von Zaire, im Herzen Afrikas. Gerade hatte ich aufgehört, zu einer Menge von vielleicht dreißigtausend Menschen zu sprechen, die im Kasavubu Square im Zentrum der Stadt versammelt waren. Es war der dritte Tag einer einwöchigen Kampagne in Kinshasa. Diese Stadt war unerwartet eine meiner Stationen auf einer zweimonatigen Reise nach Afrika im Sommer 1985 geworden.

Zaire ist der moderne Name eines Ortes, den die meisten Leute im Westen als „Belgischer Kongo" in Erinnerung haben. Wenn auch die Landschaft wunderschön ist, so leben doch die meisten Menschen in bedrückender Armut. Die Arbeitslosigkeit ist verheerend. Geistlich ist Zaire immer noch in Hexerei und Zauberkulten gefangen, die Afrika jahrhundertelang beherrscht haben.

In Kinshasa und Umgebung leben etwa drei Millionen Menschen. Als ich dort ankam, hatte ich keine Ahnung, wie viele von ihnen sich wohl dafür interessieren würden, einen christlichen Evangelisten mit einem indischen Namen, der aus den Vereinigten Staaten kommt, anzuhören.

Die Einladung von einem Pastor in Kinshasa war einige Monate zuvor in Form eines Briefes gekommen. Als ich zurückgeschrieben hatte und die Einladung annahm, hatte ich angegeben, daß ich am Sonntag dem 9. Juni in Kinshasa ankommen würde. Das war der einzige Briefwechsel, den ich mit meinen Gastgebern gehabt hatte. Ich konnte nur hoffen, daß der Mann, der mich eingeladen hatte, auch am Flugplatz sein würde, um mich abzuholen. Er war da. Als wir Richtung Stadt fuhren, erkundigte ich mich nach den Plänen für die Kampagne. „Haben Sie für jeden Morgen ein Seminar vorgesehen?"

„Ja, Sir", antwortete er.

„Und haben Sie offene Versammlungen für abends organisiert?"

„Ja, Sir."

„Mit wievielen Leuten können wir bei den offenen Versammlungen ungefähr rechnen?"

Ich hoffte, daß es so um die fünfhundert wären.

„Etwa fünfzigtausend, Sir."

Es verschlug mir den Atem. „Fünfzigtausend!", schrie ich.

„Ja, Sir", sagte er. Er wirkte beinahe entschuldigend. „Das ist, weil es unter der Woche stattfindet. Am Wochenende werden wir eine große Menschenmenge haben."

Offensichtlich hatte der Herr mehr für meine Zeit in Zaire vorgesehen als ich erwartet hatte.

Es wurde schnell sichtbar, wieviel der Herr eigentlich für uns bereit hatte. Etwa zweitausend Leute besuchten das erste Seminar am Montag Morgen. Ich hörte gerade zu sprechen auf, als der Heilige Geist zu mir sagte, daß dort eine Frau in der Versammlung sei, die Krebs im Endstadium habe. Ich solle sie einladen, nach vorne zu kommen. Eine ältere Frau kam den Gang entlang. Ihr Körper war mit krebsartigen Geschwüren bedeckt. Als sie sich dem Podium näherte, kam der Heilige Geist über sie und wie vom Schlag getroffen fiel sie zu Boden. Als ich sie erreichte waren die Tumore verschwunden. Sie stand auf und ging vor Freude tanzend davon. Der Herr hatte sie geheilt.

Die Neuigkeit von dieser übernatürlichen Heilung breitete sich aus wie ein Lauffeuer. An diesem Abend erschienen statt der erwarteten fünfzigtausend fast hunderttausend Besucher. Da waren Krüppel, Aussätzige, Leute mit AIDS. Ich hatte noch nie etwas derartiges gesehen. Einige der Kranken wurden auf Schubkarren in die Versammlung gefahren, sie lagen in ihrem eigenen Urin und ihren Exkrementen.

Viele Krüppel wurden an diesem Abend geheilt, darunter eine ganze Anzahl kleiner Kinder. Es ist schwer, das überwältigende Gefühl zu beschreiben, das mich überkam, als ich diese Kleinen sah, wie sie vielleicht zum ersten Mal seit Jahren oder gar zum ersten Mal in ihrem Leben ohne Stöcke oder Krücken umhergingen. Die Manifestation der Kraft Gottes war so stark, daß sogar bekannte Hexen und Zauberer Buße taten und Jesus Christus als ihren Herrn und Erlöser annahmen. Dieser radikale

Schritt in der Öffentlichkeit stellte für sie ein geistliches Erdbeben dar.

Die Besucherzahlen stiegen weiter. Am Mittwoch waren dreißigtausend Leute beim Morgenseminar. Es war als ob wir in eine neue Dimension des Wirkens des Heiligen Geistes hineingekommen wären.

Die Versammlung hatte morgens um 9.30 Uhr mit Gesang und Lobpreis begonnen. Um 10.30 Uhr begann ich zu predigen. Ich beendete meine Rede um Punkt zwölf und war gerade vom Mikrophon zurückgetreten, als ich spürte, wie der Heilige Geist zu mir redete. Plötzlich fühlte ich mich trotz der Menschenmassen, als ob die Welt völlig still geworden wäre, ja als ob selbst die Zeit stehengeblieben wäre. Ich sah nichts, ich fühlte nichts, ich hörte nichts. In mein Bewußtsein drang nichts, außer der ruhigen, sanften Stimme des Heiligen Geistes: *„Hier ist ein Mann, dessen Sohn heute Morgen gestorben ist. Lade ihn ein, nach vorne zu kommen! Ich möchte etwas Wundervolles für ihn tun.“*

Es war nicht das erste Mal, daß ich den Herrn auf diese Weise zu mir reden hörte. Über die Jahre hinweg hatte er oft zu mir gesprochen, manchmal inmitten großer Mengen wie hier, manchmal im privaten Rahmen, alleine mit jemandem, der in Not war. Dies war die Art des Heiligen Geistes, mir zu sagen, wie er in einer bestimmten Situation arbeiten wollte. Ich hatte gelernt, in solchen Momenten nicht zu fragen, nicht zu analysieren, sondern einfach zu gehorchen. Ich ging zurück zum Mikrophon und sagte, was mir der Herr zu sagen aufgetragen hatte.

Es gab ein Stimmengewirr, alle warteten, was als nächstes passieren würde. Diejenigen, die an einem der früheren Treffen dabeigewesen waren, hatten bereits mehrere erstaunliche Heilungen und Wunder gesehen, die im Namen des Herrn Jesus vollbracht worden waren. Jetzt konnten die Leute fühlen, daß der Heilige Geist für diesen Augenblick etwas besonderes geplant hatte.

Einige Sekunden vergingen, dann kam ein Mann auf das Podium zugerannt. Er bahnte sich den Weg durch die Menge, fuchtelte mit der Hand durch die Luft und schrie: „Es ist ich! Es ist ich!“ Als er sich mir näherte, betrachtete ich ihn genauer: Er war groß und wie ein Boxer gebaut. In seinen Augen konnte ich eine Mischung aus Hoffnung und Furcht, Gaube und Zweifel erkennen. Ich fragte ihn nichts, nicht einmal nach seinem Namen. Ich legte einfach meine Hände auf seinen Kopf und begann zu beten.

„Herr Jesus, in deinem Namen binde ich die Mächte der Finsternis und des Todes, die an dem Sohn dieses Mannes arbeiten und ich bitte dich, daß du deinen Geist der Auferstehung schickst und ihn ins Leben zurückbringst."

Als ich fertig war, starrte mich der Mann einen Moment lang an, nickte wie um „danke" zu sagen einmal mit dem Kopf und rannte wieder davon. Die Menge teilte sich, um ihn durchzulassen.

Ich sah ihn einige Tage nicht und erfuhr auch nicht alles, was geschehen war. Aber um die Zeit als die Abendversammlung begann, hatten wir schon erstaunliche Berichte über den Mann, der zum Gebet nach vorne gekommen war, gehört.

Wie wir erfuhren war sein Name Mulamba Manikai. Er hatte einen sechsjährigen Sohn namens Katshinyi. Früh an diesem Morgen war Katshinyi von den Ärzten der Mikondo Klinik in Kinshasa für tot erklärt worden. Die Leiche wurde zum Mama Yemo Hospital gebracht. Zur Mittagszeit am 12. Juni 1985, als ich vor dreißigtausend Menschen im Kasavubu Square für seinen Vater betete, kehrte der kleine Junge plötzlich ins Leben zurück.

Der Herr hatte Katshinyi vom Tod auferweckt.

Als ich mich an Mulamba erinnerte, wie er sich den Rückweg durch die Menge gebahnt hatte, kam mir ein anderes Wort des Heiligen Geistes ins Gedächtnis. Er hatte es auf dem selben Kontinent, hier in Afrika, nur ein Jahr zuvor zu mir gesagt.

**Wenn du Treue im Glauben säst, erhältst du Frucht**

Ich diente im abgelegenen Busch von Nordwest Sambia. Menschen aus mehreren hundert Dörfern der ganzen Region hatten sich versammelt und der Herr hatte in wunderbarer Weise gewirkt.

Eines abends hörte ich spät ein Klopfen an meiner Tür. Es war einer der Missionare, die unseren Besuch unterstützten. „Wir haben gerade Nachricht erhalten von einem kleinen Kind, das in einem der Dörfer an zerebraler Malaria stirbt“, sagte er. „Es könnte auch schon gestorben sein. Aber die Leute dort haben von deinem Heilungsdienst gehört. Sie wollen wissen, ob du kommst und für dieses Kind betest.“

Wir gingen sofort los. Ich wußte genug über zerebrale Malaria, um den Ernst der Situation zu erkennen. Das Fieber konnte das Gehirn befallen. Unbehandelt kann diese Krankheit in 48 Stunden zum Tod führen.

Als wir im Dorf ankamen, war der Junge schon eine Stunde tot. Der Körper war kalt und steif. Ich nahm den kleinen Jungen in meine Arme und hielt ihn fest. In der Hütte seiner Familie setzte ich mich in eine Ecke und betete. Ich betete über eine Stunde und bat den Herrn, ihn vom Tod aufzuerwecken, aber nichts geschah.

Ich werde nie die niederschmetternde Traurigkeit vergessen, mit der ich den Leichnam des Jungen seiner Mutter zurückgab. Große Tränen rannen über ihre Wangen, sie schaute zum Himmel auf und sagte leise in Lunda: „Jesus, nimm ihn jetzt ganz hin. Nimm ihn freundlich in deine Arme auf.“ Dann, zu mir gewandt „er wird nicht mehr zu mir hinlaufen, aber eines Tages gehe ich zu ihm.“

Langezeit stand ich bei der Hütte. Ich fühlte mich so müde und allein. Ein Wind umwehte mich und in diesem Wind spürte ich die Gegenwart des Heiligen Geistes. Er sagte: *„Weil du treu im Glauben warst, werde ich dich große Dinge sehen lassen.“*

Jetzt stand ich vor dreißigtausend Menschen in Zaire und dachte an das Versprechen des Herrn, „etwas Wundervolles“ für einen Mann zu tun, dessen Sohn am Morgen gestorben war. Ich erinnerte mich an die Zusage des Herrn, daß ich „große Dinge sehen“ würde. War dies ein Teil davon?

Die Salbung auf den Versammlungen in Kinshasa übertraf alles, was ich jemals erlebt hatte. Ich fühlte mich, als ob ich auf dem Kamm einer Flutwelle der Kraft Gottes reiten würde. Als ich hörte, wie der Herr mir sagte, ich solle einen Mann nach vorne rufen, dessen Sohn an diesem Morgen gestorben war, wußte ich also, daß es richtig war, ohne Zögern zu gehorchen.

Ich dachte an die vielen anderen Situationen, in denen ich den Herrn zu mir reden gehört und ihn in Kraft handeln gesehen hatte. Die Zeit, als mein eigener Sohn in einem Krankenhaus in Florida lag und nur noch wenige Stunden zu leben hatte. Der Herr hatte sein Leben auf übernatürliche Weise bewahrt. Die Zeit, als der Herr mir zum ersten Mal seine heilende Liebe zeigte, in der Steppe von Westtexas, in einer Schule voller Kinder, die der Rest der Welt verstoßen hatte. Die Zeit, als ich, ein vaterloser indischer Junge, der im hinduistischen Teil Mombasas in Kenia aufgewachsen war, Jesus selbst von Angesicht zu Angesicht begegnet war. Ich hatte gefühlt, wie er seine Hand auf meine Schulter legte und hatte gehört, wie er mich seinen kleinen Bruder nannte.

Nichts, was der Herr tat, könnte mich jetzt noch in Erstaunen versetzen.

Kapitel 2

# Die Königssöhne

Ich werde immer das Erbe zu schätzen wissen, das mir meine Familie hinterlassen hat. Als ich größer wurde sagte mir meine Mutter: „Lebe nicht wie eine Küchenschabe! Wenn Du nur existierst, heißt das gar nichts. Küchenschaben und Eidechsen essen, atmen und sterben. Was zählt, ist wie Du lebst! Mach Dein Leben zu etwas Wichtigem!"

Obwohl er starb, als ich noch ein kleiner Junge war, hatte die Erinnerung an meinen Vater, Keshalal Ladhubahan Chavda, einen großen Einfluß auf mich. Die Mitglieder meiner Familie hatten sein Andenken weitergegeben und erhalten. Das Beispiel seiner Integrität als Leiter in der (städtischen) Gemeinde und Verteidiger der Unterdrückten hat mein geistiges und geistliches Leben geprägt.

Mein Vater war ein beeindruckender Mann mit vollem schwarzem Haar und einem dicken Schnurrbart. Mit 1,80 m war er groß für einen Inder. Er erschien sogar noch größer wegen des prächtigen Turbans, den er zu besonderen Anlässen trug. Nur wenige Inder wissen, wie man den königlichen Turban bindet. Für meinen Vater symbolisierte er die ehrwürdige Herkunft unserer Familie.

**Ein Mann voller Ehre, Glaube und Liebe**

Er war in Dhoraji in Indien am 12. Dezember 1893 geboren, war jedoch mit siebenundzwanzig Jahren nach Mombasa in Kenia umgezogen. Wie Indien gehörte Kenia zu dieser Zeit zum britischen Imperium. Mein Vater hatte einen Posten als Zivilist bei der britischen Kolonialregierung bekommen. Er arbeitete im Erziehungsbereich. Später würde er die angesehene Position des Rektors der Allidina High School in Mombasa bekommen. Dort erhielten indische, arabische und afrikanische Jungen, deren Familien britische Staatsbürger waren, eine „ordentliche" englische Ausbildung.

Mombasa, das an der Küste des Indischen Ozeans südlich des Äquators liegt, war eine faszinierende Stadt. Dadurch, daß sie auf einer Insel im südöstlichen Teil des Landes lag, formte sie einen natürlichen Seehafen. Jahrelang war der alte Hafen an der Ostseite der Insel ein Hauptverkehrsknotenpunkt des britischen Imperiums. Dort flossen Güter in das Innere Afrikas hinein und heraus und die westliche und östliche Zivilisation begegneten einander, um Handel zu treiben.

Anfang des 20. Jahrhunderts wurde ein neuer tieferer Hafen bei Kilindine an der Südseite der Insel gebaut und der Hauptschiffsverkehr wurde dorthin verlegt. Damit blieb der alte Hafen den alten arabischen Segelschiffen, den *dhows*, überlassen, die weiterhin mit Früchten, getrocknetem Fisch und Gütern aus Indien und anderen Ländern am Persischen Golf handelten.

Wie es so oft mit Hafenstädten geschieht, wurde Mombasa immer mehr von Männern und Frauen bewohnt, die die scheinbar endlose Ansammlung von Völkern und Rassen repräsentieren, die über die Jahrhundertwende durchgereist waren. Die Afrikaner, die die Stadt gegründet hatten, waren während des Mittelalters von Arabern beherrscht worden, dann von verschiedenen europäischen Ländern während der Kolonialherrschaft. Zuerst kamen die Portugiesen. Dann, später, die Engländer, die ihre Posten im kaufmännischen Regierungsbereich mit Arbeitern und Zivilisten aus allen Gebieten des Imperiums besetzten. Einer davon war mein Vater. Das Mombasa der vierziger Jahre war ein verwirrendes Mosaik von Rassen, Nationalitäten, Kulturen, Religionen und Sprachen.

Mein Vater hatte im Alter von 30 Jahren geheiratet. Seine Braut, Laxmiben Pragjibhai Solanki, war fünfzehn Jahre alt, das normale Alter in dem junge Frauen verheiratet wurden. Entsprechend den Gebräuchen in dieser Zeit war ihre Hochzeit mit meinem Vater einige Jahre vorher von Verwandten arrangiert worden. Es war 1923 als Keshavlal zu Laxmibens Heimatstadt Jamnagon in Indien segelte, um seine Braut in Empfang zu nehmen und sie nach Kenia mitzunehmen.

Unsere Familie lebte in Mombasa bei Kibokoni, einer vorwiegend indischen und hinduistischen Enklave, die nur einige hundert Meter vom alten Hafen entfernt lag. Hier zogen Keshavlal und Laxmiben ihre acht Kinder groß. Sie hatten fünf Töchter – Vasanti, Rama, Indu, Mala und Sheila – und drei Söhne – Vinod, Krishna und mich. Ich war der Zweitjüngste der Familie und war am 14. Januar 1946 zur Welt gekommen. Meine Eltern nannten mich „Mahesh", abgeleitet von „Mahaishvar" oder „Herr der Herren". Wörtlich bedeutet der Name „Anhänger" oder „Liebhaber Gottes".

Es gab wenige richtige Straßen in Kibokoni. Stattdessen ein kompliziertes Netz von engen, überfüllten Gassen, die zu hübschen, mit Stuck verzierten Häusern mit Blechdächern führten. Unser Haus war eines der schöneren in der Gegend, was wir der hohen Position meines Vaters in der Gemeinde zu verdanken hatten. Unten waren zwei Schlafzimmer und ein Wohnzimmer, drei Badezimmer, ein großer Küchenbereich, wo wir unser Essen einnahmen und eine überdachte Veranda, wo meine Mutter an den langen heißen Nachmittagen im Schatten saß und unser Abendessen vorbereitete. Die Wände waren aus Zement und Stuck, die Böden aus Terrazzo. Oben waren drei Schlafzimmer, davon wurde eines als Familienschrein benutzt und in einem würde ich in späteren Jahren meine Bücher und mein Radio aufbewahren, mit dem ich jeden Abend die Radiosendungen der BBC hören würde. Das Haus war mit fließendem Wasser und Elektrizität ausgestattet.

Unweit davon lag ein Militärposten mit dem ungewöhnlichen Namen „Fort Jesus", der 1593 von den Portugiesen gebaut worden war, um den Hafen vor den plündernden Arabern zu schützen. Mein Bruder Krishna nahm mich zu dem Fort mit, wo ich liebend gern spielte. Ich kletterte über Überreste des Artilleriebestandes aus dem Ersten Weltkrieg, die dort standen und von den Schlachten träumten, die über die Jahrhunderte dort geschlagen worden waren.

Die Brisen des tropischen Meeres, die vom Ozean herüberkamen und stechende Gerüche von Salz und Fisch mitbrachten, zogen uns magnetisch zu dem alten Hafen selbst. Rund um den Hafen gab es Geschäfte und offene Märkte, wo alle Arten von Gütern angeboten wurden. Meine Freunde und ich durchstreiften die Docks auf der Suche nach Abenteuern.

Dies beängstigte meine Mutter, der man gesagt hatte, daß die Kapitäne der *dhows* gerne kleine Kinder raubten und sie in die Sklaverei in ferne Länder verkauften. Wir kümmerten uns nicht darum. Wir waren nicht so dumm, uns in die Nähe der wilden Tiere zu begeben, die manchmal aus der Umgebung in die Stadt kamen und wir waren nicht so dumm, in Gegenden herumzustrolchen, in denen Diebe umgingen und viel Gewalt vorherrschte. Wir kannten uns um den alten Hafen herum aus und wir fühlten uns sicher.

Mein Vater war einer der leitenden Männer in Mombasas indischer Gemeinde,* was seiner beruflichen Position, seiner Bildung – er konnte sich in neun Sprachen verständigen und sie lesen, einschließlich Hebräisch und Persisch – und der Stärke seines Charakters zu verdanken war. Er war der geborene Leiter und wurde von seinen Leuten für einen erfahrenen Staatsmann gehalten.

Dazu ein Beispiel. Die vierziger Jahre waren eine Zeit der politischen Unruhe in Mombasa; eigentlich in ganz Kenia. Die mächtigen Man-Man-Guerillas machten sich für die Unabhängigkeit Kenias von Großbritannien stark. Sie erfüllten die Herzen der Menschen in Kenia mit Angst und Schrecken. Die Nerven waren angespannt, Wut entzündete sich leicht. Unruhige angriffslustige Menschenmengen konnten sich bei der geringsten Provokation auf der Straße versammeln. In einem Fall breiteten sich die Unruhen bis in unsere Umgebung in Kibokoni aus. Keshavlal schritt in die Mitte der versammelten Horde und schrie in Swahili, dem örtlichen Dialekt: „Ruhe! Ruhe! Geht in Eure Häuser zurück!“ Das war alles, was nötig war, die Menge war in wenigen Augenblicken beruhigt und begann sich aufzulösen. Ein potentieller Aufstand war abgewendet worden.

Mein Vater – ich nannte ihn *Bapuji*, das bedeutet „verehrter Vater“ – entstammte der indischen königlichen *Rajput*-Kaste. Die *Rajput* – wörtlich „die Königssöhne“ – waren gefürchtete Krieger, die in vielerlei Hinsicht dem Ritterstand des Mittelalterlichen Europas ähneln. Sie betrachteten es als ihre heilige

* Gemeint ist die Bevölkerungsgruppe. (Anm. d. Übers.)

Pflicht, ihr Vaterland zu verteidigen und die Armen, Schwachen und Wehrlosen zu schützen.

Das Motto und der Versammlungsschrei der *Rajput* war einfach aber tiefgründig: „Ein Wort – eine Frau – ein Schwert". Ein Wort – wenn ein Angehöriger der *Rajput*-Kaste sein Wort gab, hielt er es. Er bewahrte seine Ehre, auch wenn es sein Leben kostete. Eine Frau – das bedeutete, daß ein *Rajput* eine Frau wählte und ihr dann sein Leben lang treu blieb. Ein Schwert – die *Rajput* suchten nie leichtsinnig den Kampf, aber wenn das Schwert gezogen war, wurde es nicht in die Scheide zurückgesteckt, ohne daß Blut daran klebte.

Ich wuchs mit den Geschichten über die heldenhaften Abenteuer meiner *Rajput*-Vorfahren auf. Während des fünfzehnten und sechzehnten Jahrhunderts zum Beispiel, als die islamischen Horden nach Indien ausschwärmten, waren es die *Rajput*, die den Widerstand anführten. Indien war damals eine Ansammlung einzelner unabhängiger Königreiche, viele davon konnten leicht von den zahlenmäßig überlegenen Moslems überrannt werden.

Wenn die Moslems eine Stadt einnahmen, versammelten sie die gesamte Bevölkerung und „bekehrten" sie zwangsweise zum Islam. Sie stellten die Leute in einer Reihe auf und zwangen sie, den Mund zu öffnen, während moslemische Soldaten vorbeigingen und in ihre Kehlen spuckten. Die Alternative war, an Ort und Stelle den Kopf abgeschlagen zu bekommen. Die *Rajput* hätten eher ihr Leben verloren als die Schande der Niederlage zu akzeptieren oder ihren hinduistischen Glauben zu verleugnen.

Mein Vater war für die Gemeinschaft nicht nur ein Leiter, sondern auch ein Ernährer und Beschützer der Minderbemittelten. Er hatte immer ein persönliches Interesse am Wohlergehen der Afrikaner und Inder, die mit ihm oder für ihn arbeiteten. Er ermutigte sie, ihre Ausbildung zu beenden, in ihrem Beruf vorwärtszukommen und sich als Ehemänner, Väter und Mitarbeiter der Gemeinschaft weiterzuentwickeln. Mit den Jahren wurde er insgeheim ein Vater für viele, die arm oder in Not waren. Seine Leidenschaft für diese Leute, die weniger Glück hatten als er, schien grenzenlos. Nach seinem Tod entdeckten wir Listen von Witwen und Waisen in Kibokoni und in ganz

Mombasa, die Keshavlal während der Weltwirtschaftskrise – ja, deren Einflüsse waren sogar in Ostafrika zu spüren – und des Zweiten Weltkrieges von seinem eigenen Einkommen unterstützt hatte. Auch das war ein Teil dessen, was es bedeutete, ein *Rajput* zu sein.

Anfang 1951 erlitt mein Vater einen Schlaganfall. Seine kraftvolle Gestalt verbrachte nun die wachen Stunden im Bett oder zusammengefaltet in einem Stuhl auf der Veranda. Seine kraftvolle Stimme, die einst Straßenaufstände beruhigen konnte, flüsterte nur noch.

Es war am frühen Morgen des 18. Juli des selben Jahres, als ich durch Lärm im Haus geweckt wurde. *Bapuji* hatte meine Schwester Rama gerufen und sie gebeten, ihm etwas zu trinken zu bringen. Als sie sein Zimmer betrat, fand sie ihn im Bett zusammengesunken. Wir riefen sofort einen Arzt, aber es war zu spät. Er war tot.

Ich war fünf Jahre alt, als mein Vater entschlief. Die Ereignisse um seinen Tod erscheinen mir heute wie ein ferner Traum – meine Mutter und meine Schwestern bei der zeremoniellen Waschung des Toten; meine Mutter bei der Beerdigung, ganz in weiß gekleidet; die Laute des Klagens und der Trauer, als die Flammen den Scheiterhaufen verzehrten.

Kenias Parlament erklärte einen nationalen Trauerwagen zu Ehren von Keshavlal Ladhubahai Chavda. Tragischerweise wurde *Bapujis* Großzügigkeit – die so viele Menschen während seines Lebens gesegnet hatte – nach seinem Tod eine große Last für seine Familie. Da er nie mit einem vorzeitigen Tod gerechnet hatte, gab er alles Geld, das er übrig hatte, um andere zu versorgen. Er hatte nie überlegt, daß es nötig sein könnte, für die Zukunft seiner Familie vorzusorgen.

So jung wie ich war, konnte ich nicht völlig verstehen, was dies für meine Mutter, meine Geschwister und für mich bedeutete. Für einige Zeit würde ich nicht das volle Ausmaß dessen erkennen, was es bedeutet, vaterlos zu sein. Es hinterließ ein Loch, eine Leere in meinem Herzen und Jahre würde ich damit verbringen nach Etwas – oder Jemandem – zu suchen, der es füllen könnte.

**Lernen, ein Königssohn zu sein**

Mein Vater hatte mir trotz der kurzen Zeit, die wir zusammen hatten, eine Menge gegeben. Er hatte mir das Leben gegeben. Er hatte mir einen Namen und ein Schicksal gegeben. Sein Beispiel zeigte mir, daß es nicht das Leben war, das zählte, sondern wie man lebte. Sein Vermächtnis hatte mir ein Gefühl von Ehre, von Mut, von Pflicht gegeben, die daher kommt, ein Nachkomme der *Rajput*, der „Königssöhne" zu sein.

Meine Faszination über meine Herkunft rief in mir einen glühenden Sinn für Ehre hervor, – der mich mehr als einmal in Schwierigkeiten brachte.

Es war nicht unüblich für Banden von arabischen Jungen, die Straßen von Mombasa nach kleinen Jungen durchzukämmen, die man ausrauben konnte. Diese Schläger im Teenager-Alter machten Kinder ausfindig, die alleine herumliefen, trieben sie in die Enge und stahlen ihnen alles, was sie hatten.

Eines nachmittags ging ich von der Schule nach Hause. Als ich um die Ecke bog, sah ich zwei kleine Jungen, die weinend auf der Straße standen. Eine Bande von vier arabischen Jungen – sie schienen etwa fünfzehn Jahre alt zu sein – war dabei, sie zusammenzuschlagen und auszurauben. Ich war jünger und kleiner als sie. Aber ich stammte von den *Rajput* und ich wußte, was ich zu tun hatte.

Ich marschierte in die Mitte des Tumults und fragte laut: „Was ist hier los? Ihr könnt doch sowas nicht machen!".

Die vier Schläger betrachteten mich amüsiert. „Ja?" fragten sie „und was willst Du dagegen tun?".

Ich hatte weder die Zahlen noch die Größe noch die Stärke auf meiner Seite. Meine einzige Waffe war der Überraschungseffekt. Blitzartig packte ich den Jungen, der mir am nächsten war, am Arm und warf ihn auf den Bürgersteig. Er rutschte durch den Dreck und Kies und schürfte sich dabei die Knie auf. Seine Wunden waren weit entfernt davon, tödlich zu sein, aber sie bluteten!

Die anderen drei Schläger waren durch meine plötzliche Bewegung so erschrocken, daß sie sich umdrehten und flohen. Die beiden kleinen Jungen waren immer noch so eingeschüchtert, daß sie nicht fähig waren, mehr als ein flüchtig gemurmeltes „Danke" herauszubringen, bevor auch sie verschwanden.

Ich stand noch immer mitten auf der Straße, mit mir selbst zufrieden, weil ich meine Pflicht getan hatte, als die vier Teenager zurückkamen – mit Verstärkung! Auf einmal war ich von einer Horde Jungen umringt – es müssen etwa zwanzig gewesen sein – die Knüppel und Ketten dabei hatten.

„Was wollt ihr?" fragte ich, obwohl ich das dumpfe Gefühl hatte, daß ich es schon wußte.

„Wir werden dir eine Lektion erteilen!" knurrte ihr Anführer.

„Ihr alle?" fragte ich. Jeder einzelne von ihnen sah aus, als könnte er mir mehr Lektionen erteilen als ich im Moment lernen wollte.

„Wir werden dich bluten lassen, wie du unseren Freund hast bluten lassen." schrie einer von ihnen. Offensichtlich beabsichtigten sie nicht nur, mir ein Paar aufgeschürfte Knie zuzufügen.

Als ich in ihrer Mitte stand, schlich sich einer von hinten an und schlug mich mit seinem Knüppel. Als ich mich umdrehte, um meinen Angreifer anzusehen, stürzte sich ein anderer von hinten auf mich und schlug mich auf den Rücken oder den Kopf.

Zu meinem Glück hatte dies alles gerade begonnen, als einer meiner Lehrer vorbeikam. Einige Ladenbesitzer aus der Umgebung, die den Lärm gehört hatten, waren bei ihm. Während die Ladenbesitzer und die Bandenmitglieder eine ziemlich hitzige Diskussion über die Vorzüge der Straßenjustiz führten, nahm mich mein Lehrer beiseite.

„Ich denke, es wäre das klügste, wenn du so schnell du kannst von der Bildfläche verschwindest" sagte er. Ich begann zu erkennen, daß hier Vorsicht in der Tat der bessere Teil des Heldenmuts sein könnte. Ich rannte sofort nach Hause.

Mit den Jahren würde ich weiser darin werden, dem Bösen gegenüberzutreten. Aber ich habe nie daran gezweifelt, daß es einen Kampf zwischen Gut und Böse gibt, oder welche Seite ich wählen sollte. Ich begann diese Welt als eine Welt zu sehen, in der es kein neutrales Gebiet gab und in der diejenigen, die Kompromisse mit dem Bösen schlossen, dessen Sklaven wurden. Es war eine Lektion über geistlichen Kampf, die mir in den kommenden Jahren noch oft zugute kommen sollte.

In der Tat, all diese Dinge bekamen ein ganz neues Gesicht, als ich ein Sohn des Königs der Könige, Jesus Christus, wurde.

Kapitel 3

# Die Suche nach der Wahrheit

Obwohl meine Mutter eine kleine Person war, schien sie eine grenzenlose Energie zu besitzen, die man an ihrem leuchtenden Gesicht, den glänzenden Augen und ihrem entschlossenen Lachen ablesen konnte. *Bapujis* vorzeitiger Tod hatte sie vor die scheinbar unlösbare Aufgabe gestellt, ihre Familie zu versorgen. Die kleine Pension von der Britischen Regierung war eine Hilfe, aber reichte bei weitem nicht aus, unsere Bedürfnisse zu decken.

Mein ältester Bruder Vinod hatte geheiratet und war weggezogen. Hätte nicht mein mittlerer Bruder Krishna mit siebzehn Jahren die Schule verlassen, um uns zu unterstützen, wären wir sicherlich fast mittellos geworden.

Trotzdem waren es harte Zeiten für uns. Manchmal war es für Krishna nicht möglich, Arbeit zu finden und wir mußten eine Zeitlang mit dem wenigen Geld auskommen, das meine Mutter zur Seite gelegt hatte. Ich kann mich erinnern, daß ich oft den Schmerz in ihren Augen sah, wenn ich ihr sagte, daß ich hungrig war – heranwachsende Jungen sind fast immer hungrig – und sie mir sagen mußte, daß wir kein Essen hatten. Meine Schule war sechs Kilometer entfernt und ich lief hin und zurück. Dabei trug ich ein altes Paar Schuhe, das von einem Kupferdraht, den ich gefunden hatte, zusammengehalten wurde. Ich nannte sie „Krokodilschuhe“, denn die Sohle und das Obermaterial klafften beim Gehen auseinander.

### Ein Sinn für Familientradition

Die Werte der *Rajput*, die meinem Vater lieb und teuer gewesen waren, wurden von meiner Mutter sogar noch strenger vertreten. Es war ihr wichtig, die Familientradition, die Großzügigkeit und Barmherzigkeit, trotz unserer schwierigen finanziellen Situation aufrechtzuerhalten. Sie brachte mir diese Werte schon in jungen Jahren bei – dabei erinnere ich mich besonders an eine Begebenheit:

Das *Diwali* oder „Lichterfest“ ist eines der schillerndsten und aufregendsten Ereignisse des hinduistischen Kalenders. Wir freuten uns darauf wie sich Kinder im Westen auf Weihnachten freuen. Die Tage vor dem Fest waren mit Vorbereitungen von allen Sorten spezieller Leckerbissen ausgefüllt. Die verschiedenen Familien spezialisierten sich auf gewisse Gerichte: Pasteten, Kekse, Süßspeisen oder würzige warme Gerichte mit Curry und anderen Gewürzen. Diese speziellen Gerichte wurden als Geschenke an Freunde und Nachbarn weitergegeben. Wenn dann die gegenseitigen Besuche begannen, konnte jeder seinen Gästen eine aufwendige Auswahl von Gerichten anbieten.

Ein Tag vor dem Fest sammelten die Familienmitglieder alle kleinen Behälter, die sie finden konnten, füllten sie mit Öl und machten Dochte dafür. Am Abend, wenn es begann dunkel zu werden, stellte die Familie die Lampen draußen rund ums Haus auf und zündete sie an. Wenn es dann dunkler wurde, war jedes Haus von Lampen umgeben. Es waren hunderte von Lampen und sie brachten ein warmes weiches Leuchten in die ganze Umgebung.

Aber das Beste am *Diwali* waren die Knallkörper. Am Morgen des Festtages sprangen die Kinder früh aus dem Bett und begannen, die Knallkörper anzuzünden, die sie für diesen Tag gehortet hatten. Dennoch ließen sie nicht alle auf einmal los: Diese „Krach-Macher“ waren wertvoll und es war wichtig, daß sie so lange wie möglich hielten.

Trotz unserer Armut gelang es Mutter immer, aus *Diwali* ein Fest zu machen. In einem Jahr, ich war ungefähr sieben Jahre alt, hatte sie den ungewöhnlichen Schritt getan, einiges von ihrem Schmuck zu verkaufen, so daß wir das traditionelle Essen zubereiten konnten und ich zu meiner Freude eine kleine Tasche mit Knallkörpern bekam. Wie ich diese Knallkörper liebte! Ich hielt sie sorgfältig versteckt und überprüfte jeden Tag, ob sie auch vollzählig und heil waren. Als der große Tag des *Diwali* anbrach, und die anderen Kinder damit begannen, ihre Knaller abzufeuern, wartete ich. Der Mittag kam, dann der Nachmittag. Ich wartete noch immer. Ich wartete auf den Einbruch der Dunkelheit, wo ich meinen winzigen Sack mit Knallern am meisten genießen konnte.

Am späten Nachmittag, nachdem die eßbaren Geschenke verteilt waren und die Besuche in vollem Gange, kamen entfernte Verwandte zu uns zu Besuch. Sie waren ziemlich reich und ihre Kinder waren ehrlich gesagt sehr verwöhnt.

Der neunjährige Sohn war ein besonderes Problem. Selbstzentriert und total undiszipliniert rannte er nach Lust und Laune im Haus herum – machte Gegenstände kaputt, machte Lärm und verdarb allen anderen das Fest. Seine Mutter schien sich nicht bewußt zu sein, wie schlimm sein Verhalten war. Sie machte nur oberflächliche Versuche, ihn zurückzuhalten. Für meine Mutter war es keine Frage, daß sie weder zu dem Kind, noch zu der Mutter etwas darüber sagte. In hinduistischen Häusern wurden Gäste mit äußerster Liebenswürdigkeit behandelt. Sie zu korrigieren oder ihnen den geringsten Wunsch abzuschlagen war eine undenkbare Beleidigung, die Schmach über die Gastgeber brachte.

Unvermeidlich passierte es. Mitten im Fluß seiner Aktivität fielen die Augen meines jungen Gastes auf den kleinen Sack, den ich so sorgfältig beiseite gelegt hatte.

„Mami, Mami!“ schrie er. „Guck mal! Knallkörper! Ich will sie loslassen! Frag für mich, Mami. Bitte frag für mich!“ Seine Mutter wandte sich an meine Mutter und lächelte. „Er möchte *Diwali* feiern, so wie die anderen. Du hast doch sicher nichts dagegen.“ Mutter zögerte keinen Moment. Sie nickte ihrem Gast zu, dann sagte sie zu mir: „Du gibst ihm doch deine Knaller, nicht wahr?“ Ich war zu verblüfft, um zu protestieren, – was sowieso eine unvorstellbare Trotzreaktion gewesen wäre. Ich gab meinem Verwandten langsam und ohne einen Ton zu sagen meine Knaller. Er rannte nach draußen, um sie zu vergeuden. Sie waren in seinen Augen nicht viel wert, aber für mich waren sie so wertvoll. Diesen Sack mit Knallkörpern zu verlieren war ein so traumatisches Erlebnis für mich, wie es für ein Kind im Westen wäre, alle Weihnachtsgeschenke eines Jahres auf einmal zu verlieren. Alles was ich tun konnte war, meine Tränen zu unterdrücken.

Später dann, als die Gäste gegangen waren, umarmte mich meine Mutter voller Mitgefühl. „Mahesh“, flüsterte sie voller Schmerz, „Es gibt keine Traurigkeit während des Lichterfestes.“

Ich verstand. Die Ehre der Familie, die Würde unserer Herkunft und die Verpflichtung, echte Gastfreundschaft zu zeigen, waren von weit größerem Wert als eine Handvoll Knallkörper. „Nein, Mutter“, sagte ich sanft, „du hast Recht.“

Mutter war voller Hingabe an uns, die *Rajput*-Traditionen und die hinduistische Religion. Sie erzog uns dazu, diesen Wegen zu folgen. Jeden Morgen stand sie um fünf Uhr für eine persönliche Anbetungszeit auf. Diese begann mit einer zeremoniellen Waschung, die den Wunsch ausdrückte, vom Bösen gereinigt zu sein. Dann betete sie im Familienschrein. Der Schrein war eigentlich ein großer offener Schrank, den wir im Wohnzimmer im zweiten Stock hatten. Seine verschiedenen Fächer enthielten Bilder von verschiedenen Hindugottheiten wie z. B. Rama und Shiva, sowie Bilder von hinduistischen Heiligen und Abschriften der heiligen Bücher. Dadurch, daß man diese Bücher las, die Hindugötter anbetete und den heiligen Männern nachfolgte dachte man, in den Besitz der Tugenden zu kommen, die sie lehrten und repräsentierten.

Während besonderer Feste sammelte Mutter die ganze Familie vor dem Schrein und leitete uns beim Singen spezieller *slokas* oder Hymnen. Diese waren in Sanskrit geschrieben, der alten religiösen Sprache Indiens. Dann las sie uns Abschnitte aus den heiligen Büchern vor, der *Veda*, dem *Mahabhmarata*, dem *Bhagavad-Gita* und dem *Ramayana.* Sie alle enthalten Geschichten von der hinduistischen Dreieinigkeit: Brahma, der Schöpfer; Vishnu, der Retter; und Shiva, der Zerstörer. Sie erzählen auch von Krishna, der eine *avatar*, d. h. körperliche Manifestation, von Vishnu war und die Schlachten in den großen Kriegen zwischen Gut und Böse anführte.

Mutters Verständnis der heiligen Schriften war bemerkenswert. Sie wurde eine angesehene Lehrerin in der hinduistischen Gemeinschaft Mombasas. Unser Haus wurde oft von Leuten besucht, die über die heiligen Bücher diskutierten und die Mutters Erläuterungen über die Geschichten und Lehren hören wollten. Für eine Frau war sie ungewöhnlich gelehrt und in der Theosophischen Gesellschaft wurde ihre Mitgliedschaft akzeptiert. Ihr wurde sogar das seltene Privileg eingeräumt, in der Öffentlichkeit lesen und lehren zu dürfen. In der hinduistischen

Kultur hat die Frau in erster Linie die Aufgabe, zu kochen, ein Heim zu schaffen und den Männern der Familie zu dienen. Die Erlaubnis, in der Öffentlichkeit zu lehren war eine große Ehre, sogar für einen Mann. Für eine Frau war dies wirklich außergewöhnlich.

Nirgends nahm Mutter ihre Verantwortung als religiöse Lehrerin so ernst wie in der Familie. Die Gespräche bei Tisch drehten sich oft um hinduistische Theologie oder die Lehren der Theosophie. (Die Theosophie ist eine bewußte Mischung von westlichen und östlichen Religionen mit einer zunehmenden Tendenz zum Hinduismus. Als Folge davon fand sie schnell ihre wahre Heimat in Indien, obwohl sie in New York begonnen hat.) Besonders bemühte sie sich, mir ein Gefühl der Loyalität gegenüber der hinduistischen Tradition, dem Vermächtnis der *Rajput* und dem Beispiel meines Vaters zu übermitteln. Sie hatte mir den Namen Mahesh – der Auserwählte Gottes – gegeben und sie nahm dies ernst. Sie hoffte, daß ihre Belehrung und Anleitung mich eines Tages zu einem erfahrenen Staatsmann der hinduistischen Gemeinschaft, wie es mein Vater gewesen war, machen würden.

**Meine Erfolglose Suche nach der Wahrheit**

Etwas, was sicherlich von meinen beiden Eltern auf mich abgefärbt hat ist die Liebe zum Lernen. Ich verschlang die Bücher geradezu. Jeden Nachmittag, wenn die anderen Jungen draußen Fußball (oder, wie wir es in Amerika nannten „Soccer") spielten, eilte ich nach Hause, rannte die Treppe hinauf in mein Zimmer und steckte die Nase in ein Buch. Meine Familie machte sich schon über mich lustig. Wenn ich so um sieben Uhr, nachdem ich die BBC Abendnachrichten gehört hatte, nach unten kam, machten meine Schwestern ein Riesenspektakel und begrüßen mich, als ob ich ein hochstehender Besucher wäre. „Er spricht sogar noch mit uns!" schrien sie.

Eine ältere Dame aus der Nachbarschaft hat einmal versucht, mich von meiner Lese- und Studierleidenschaft zu „heilen". Es war während des *Holi*-Festes. *Holi* ist ein Feiertag, der dem amerikanischen Halloween (Tag vor Allerheiligen) ähnelt. Während des Tages liefen die Feiernden herum, beschmierten sich gegenseitig mit Farbe und gingen von Tür zu Tür, um nach Spenden und Brennholz zu fragen, die dann abends bei dem riesigen Freudenfeuer im Tempel verbrannt wurden. Wurde die Bitte abgeschlagen, war der Bittsteller verpflichtet, dem Haus einen Streich zu spielen. Er schmierte zum Beispiel Farbe darauf oder ging mit der Haustür davon, um die fehlende Brennholzspende auszugleichen!

In einem Jahr kam unsere Nachbarin – eine sehr kleine zarte Frau, die mehr als siebzig Jahre alt gewesen sein muß – zu uns nach Hause. nachdem sie jeden mit der obligatorischen Farbe eingeschmiert hatte, bemerkte sie, daß ich nicht da war.

„Wo ist Mahesh?“ fragte sie.

„Oh, Sie kennen ihn doch,“ antwortete meine Mutter. „Er ist oben und liest, wie immer.“

„Lesen!“ brüllte sie. „Am *Holi*-Fest?“ und damit drehte sie sich um und stapfte aus der Tür.

Anstatt wegzugehen schlich sie sich zum hinteren Teil des Hauses und kletterte auf den Balkon meines Zimmers im zweiten Stock. Verstohlen schlich sie sich von hinten an mich heran und fuhr mir mit ihren farbverschmierten Händen über Gesicht und Haare.

„Nun,“ erklärte sie triumphierend, „wirst du das Fest ehren *müssen*!“

Mit einem Seufzer der Resignation beteiligte ich mich daraufhin an den Festlichkeiten.

Ich war nun ein Teenager und leidenschaftlich mit der Suche nach der Wahrheit beschäftigt. Meine Suche wurde zweifellos von einer ganzen Anzahl von Dingen genährt: Die ständigen Ermahnungen meiner Eltern, daß mein Leben irgendeinen Sinn haben müsse, sowie meine Sehnsucht, das Loch in meinem Leben, das durch den Tod meines Vaters entstanden war, zu füllen; das Beispiel meiner Mutter in der Hingabe und die geduldige intensive religiöse Unterweisung, die sie unserer Familie gab; die Geschichten, die ich seit meiner Kindheit über die hinduistischen heiligen Männer gehört hatte, die ihre Familien verließen, jede Art von persönlichem Komfort ablehnten, sich in den Himalajas verbargen und nach der Wahrheit suchten und meditierten. Man sagte, diese Heiligen hätten die Wahrheit nie in Universitäten oder in den Aschrams (dem hinduistischen Gegenstück zum Kloster oder Gebetsgruppen) gefunden. Sie erlebten sie als perfektes Licht, das das ganze Leben in einer ewigen Realität umfasste. Im östlichen Denken wird „Wahrheit“ anders verstanden als im westlichen Denken. Für einen Angehörigen der fernöstlichen Kultur ist die Wahrheit nicht nur einfach eine Ansammlung von Fakten, deren Richtigkeit durch wissenschaftliche Experimente überprüft werden kann. Sie ist nicht nur etwas, das man *weiß*, sondern etwas, das man *erlebt*. Sie ist etwas Ewiges und Unveränderliches. Sie übersteigt die Dinge dieser Welt, die vergänglich sind. Sie ist *Wirklichkeit*. Wenn du sie nicht hast, weißt du es – und wenn du sie findest, weißt du es.

Es war nur natürlich, daß ich meine Suche nach der Wahrheit beim hinduistischen Glauben begann, der von meiner Mutter so gewissenhaft an mich weitergegeben wurde war. Die meisten Jungen in meinem Alter gingen nur selten in den Tempel. Seit die hinduistische Anbetung von der Ebene der öffentlichen Versammlungen auf das Zuhause, die Familie oder die individuelle Ebene verlegt wurde, gibt es eigentlich kaum noch einen offiziellen Anlaß, in den Tempel zu gehen. Ich aber ging dreimal pro Woche dorthin, um mich vor den Bildern niederzubeugen, Weihrauch anzuzünden und mit den Priestern zu sprechen.

Dennoch, je tiefer ich mich mit dem Hinduismus befaßte, desto mehr stellte ich fest, daß dessen Wahrheit wie Rauch ist: Etwas, das so lange vorhanden zu sein schien, bis ich mich ausstreckte und es zu fassen versuchte. Dann verschwand es einfach. Es war intellektuell interessant, aber es schien keine *Wirklichkeit* darin zu sein.

Obwohl meine Mutter versuchte, tolerant und verständnisvoll zu sein, bekümmerte sie meine zunehmend nüchterne Haltung gegenüber dem Hinduismus. Manchmal führte es zu Spannungen zwischen uns. Durch Mutters hohe Ehrenstellung als Lehrerin der hinduistischen Religion war unsere Familie oft Gastgeber für einige der heiligen Männer, die nach Mombasa kamen. Ich wurde zunehmend beunruhigter bei den umfangreichen Vorbereitungen und extravaganten Mahlzeiten, die wir –

obwohl uns selbst das Essen oft hinten und vorne nicht reichte – diesen „Männern Gottes“ servieren mußten. Am erschrekkendsten von allem jedoch war die Art, wie diese heiligen Männer geehrt wurden, indem man sich niederbeugte und ihre Beine berührte.

Ich begann, gegen diese Praktik Einwände zu erheben. „Mutter, ich kann das nicht tun“, sagte ich zum Beispiel. „Ich kann mich nicht vor diesen Männern niederbeugen.“

„Warum nicht?“ fragte sie, „sie sind heilige Männer. Sie können uns vieles beibringen und nebenbei gesagt verbeugen wir uns ja eigentlich nicht vor den Männern, sondern vor den Ideen, die sie repräsentieren.“

„Aber für mich repräsentieren sie nicht die Ideen, die sie lehren. Sie lehren großartige und edle Dinge. Trotzdem essen sie unser Essen und wollen große Geschenke haben. Ich kann solche Männer nicht respektieren.“

Am Schluß bat sie mich dann: „Sohn, tu' es für mich. Wenn wir diese Männer nicht richtig ehren, wird die ganze Familie in Ungnade fallen“.

Wenn die heiligen Männer dann ankamen, verhielt ich mich so, wie meine Mutter es wollte. – Ihr zuliebe und der Ehre der Familie zuliebe, nicht weil ich von der Richtigkeit der Dinge, die da vorgingen überzeugt war. Ich beugte mich nieder und berührte ihre Beine, obwohl alles in mir schrie: „Das ist falsch!“

Wenn ich dann meine Pflicht erfüllt hatte, verließ ich unauffällig den Raum, um so wenig wie möglich mit ihnen zu tun zu haben.

Dank meines unablässigen Lesens und Studierens war ich ein sehr erfolgreicher Schüler. Zweimal war ich auf der High School zum Schulsprecher gewählt worden –, es war dieselbe Schule, an der mein Vater viele Jahre zuvor Direktor gewesen war. Zum Schulsprecher gewählt zu werden war die höchste Ehre, die einem Schüler zuteil werden konnte und ich war der einzige Schüler in der achtzigjährigen Geschichte der Schule, der in zwei Jahren hintereinander gewählt worden war. Ich war Leiter einer Diskussionsgruppe. Ich wirkte bei einem Theaterstück mit. Ich erhielt viele Auszeichnungen für meine selbstgeschriebenen Essays und Kurzgeschichten. Die Leute sagten, ich sei eindeutig dafür bestimmt, in die Fußstapfen meines Vaters zu treten und einer der Leiter in der Gemeinde zu werden. Trotzdem war ich frustriert. Ich wollte die Wahrheit. Ich hatte nach ihr an jedem mir bekannten Ort gesucht, aber ich hatte sie nicht gefunden. Nicht in der Wissenschaft, nicht in der Philosophie, nicht indem ich mein *Rajput*-Erbe auslebte und gewiß nicht im Hinduismus.

Eines Tages verließ ich zum letzten Mal den Tempel. Ich ließ die Tür langsam hinter mir zufallen, schaute zum Himmel auf und sagte: „Gott, ich glaube, daß du existierst. Jede Faser meines Seins sagt mir, daß du real bist und daß du irgendwo da draußen bist. Aber du bist nicht in diesem Tempel, das weiß ich. Ich werde nie wieder hineingehen. Ich will dich finden. Aber wo?“

Ich war nicht darauf gefaßt, wie bald Gott meine Frage beantworten würde.

Kapitel 4

# Die wichtigste Frage

Als ich etwa 13 Jahre alt war, begann etwas Seltsames mit mir zu passieren. Ich wuchs mit *Gujarati*, einem indischen Dialekt, auf. Das war die Sprache, die die Leute im alltäglichen Leben sprachen. Weil mein Vater mehrsprachig gewesen war, wurden wir mit anderen Sprachen konfrontiert, besonders mit dem Englischen, das mir als Teil meiner britischen Erziehung beigebracht wurde. *Gujarati* war nach wie vor meine Muttersprache.

Jetzt aber begann sich dies zu ändern. Auf unerklärliche Weise verlor ich die Fähigkeit, mich fließend in *Gujarati* zu unterhalten. Plötzlich wurde es für mich einfacher, Dinge in Englisch auszudrücken. Innerhalb kurzer Zeit stellte ich fest, daß ich in Englisch dachte und sogar Träume in Englisch hatte. Manchmal, wenn ich mich mit jemandem unterhalten wollte, mußte ich mir zuerst auf Englisch überlegen, was ich sagen wollte, um dann in *Gujarati* zu übersetzen. Es war mehr als nur ungewöhnlich, daß plötzlich meine Muttersprache zur „Zweitsprache" wurde. Ich war mir zu dieser Zeit nicht bewußt, daß Gott meinen Verstand vorbereitete, damit er fähig würde, mit etwas sehr wichtigem umzugehen, das ich nach dem Willen Gottes lesen sollte – in Englisch.

Eines nachmittags war ich ganz überrascht, meine siebenjährige Nichte Rajesh in Begleitung einer Frau, die ich noch nie zuvor gesehen hatte, an unserer Haustür vorzufinden. Man konnte an der blassen Haut der Frau erkennen, daß sie eine Fremde war.

„Entschuldigen Sie die Störung," sagte sie, „aber es ist so furchtbar heiß draußen und Rajesh war so nett, mich hierher einzuladen, um etwas zu trinken..."

„Natürlich, natürlich" antwortete ich. „Seien Sie willkommen in unserem Haus. Setzen Sie sich bitte. Ich bringe Ihnen etwas Wasser." Die hinduistische Tradition forderte, allen Gästen höchste Gastfreundschaft entgegenzubringen.

Als ich zurückkam, stellte sie sich vor. „Ich heiße Sid Pierce“, sagte sie. „Ich führe hier in Kibokoni Straßenversammlungen für Kinder durch. Sie kommen nachmittags und ich erzähle ihnen Geschichten. Rajesh hat mir heute zugehört und sie bestand darauf, daß ich mit zu Ihnen komme, um etwas zu trinken. Es tut mir leid, daß ich unangemeldet gekommen bin.“

„Das macht überhaupt nichts,“ lächelte ich, „was für Geschichten erzählen Sie denn?“

„Mein Mann und ich sind Missionare,“ erklärte sie, „christliche Missionare aus Amerika. Wir sind nach Mombasa gekommen, um anderen unseren christlichen Glauben mitzuteilen. Ich erzähle den Kindern Geschichten aus der Bibel.“

Wie alle Hindus hatte ich einen tiefen Respekt vor jedem, der sein Leben geistlichen Belangen widmete. Es beeindruckte mich, daß jemand seine Familie und ein bequemes Zuhause aufgab, um in ein anderes Land zu gehen und seinen Glauben weiterzugeben.

Frau Pierce spürte anscheinend mein Interesse und fuhr fort: „Wir erzählen den Kindern, daß Gott Männer und Frauen geschaffen hat, um ihn zu kennen und das Leben zu genießen. Aber wir haben gegen Gott gesündigt und verloren die Gemeinschaft mir ihm. Deshalb sandte Gott seinen Sohn, Jesus Christus, damit er ein Mensch werden und den Tod eines Kriminellen sterben sollte, um den Preis für unsere Sünden zu bezahlen. Jeder, der sein Vertrauen auf Jesus Christus setzt, kann Sündenvergebung haben und Gemeinschaft mit Gott genießen.“

Inzwischen gewann ich den Eindruck, daß diese Frau mehr tat, als nur über ihre Arbeit mit den Kindern zu erzählen. Sie predigte mich an. Ich hatte keine Lust zu hören, was sie sagte. Die Götter des Hinduismus hatten ihre Bedeutung für mich verloren und ich hatte nicht den Wunsch, mich um diesen Gott des Westens zu bemühen.

Es wäre undenkbar gewesen, einem Gast in unserem Haus zu widersprechen. So wich ich dem Thema einfach und entschlossen aus.

„Ich verstehe vollkommen“, sagte ich, „ich finde gut, was Sie sagen. Auch ich bin jemand, der nach der Wahrheit sucht. Jeder muß für sich die Wahrheit suchen.“

Frau Pierce war lange genug mit Hindus zusammengewesen, um zu verstehen, daß ihr gesagt wurde, daß ihr Gesprächspartner genug gehört hatte. Sie dankte mir für das Wasser und erhob sich zum Gehen. Dabei griff sie in die Tasche und zog ein Taschenbuch heraus. „Hier," sagte sie, „bitte nehmen Sie dies von mir als Dank für Ihre Gastfreundschaft an." Ich warf einen kurzen Blick auf den Titel: *Neues Testament, New English Bible.*

„Wenn Sie nach der Wahrheit suchen," fügte sie hinzu. „werden Sie sie in diesem Buch finden."

„Danke", sagte ich, als sie zur Tür hinausging, „das ist sehr nett von Ihnen. Es war uns eine Ehre, Sie zu Gast zu haben."

Seltsamerweise hatte ich, obwohl ich in einem britischen Schulsystem erzogen worden war, noch nie die Bibel gelesen. Ich war im Kino gewesen, um den Film „die zehn Gebote" von Cecil B. DeMille und „Ben Hur" zu sehen. Damit waren meine Bibelkenntnisse auch schon erschöpft.

Ich war außerdem kaum mit dem Christentum vertraut. Ich wußte, daß es einige Christen in der Gegend gab, aber ich wußte nicht viel über sie. In unserer Nähe gab es eine katholische Kirche, die „Kirche des Heiligen Geistes" hieß. Ich hatte keine Ahnung, wer der Heilige Geist war. Als kleiner Junge lachten meine Freunde und ich immer darüber: „Was ist das für eine Kirche? Beten die dort Geister an? Oder ist es eine Kirche für Geister?" Als ich etwas älter war, ging ich einmal hinein. Ich sah Priester, die Roben trugen und Weihrauch verbrannten und Menschen, die sich verbeugten und Gebete in einer fremden Sprache rezitierten. Soweit ich es beurteilen konnte, war die christliche Anbetung nichts anderes als das, was in einem hinduistischen Tempel ablief!

Außerdem war ich inzwischen überzeugt, daß alle Wahrheit mit Sicherheit zu Quelle der Wahrheit führen müsse und alle Religionen zu dem einen wahren Gott. Was machte es schon für einen Unterschied, ob die Leute ihn Vishnu oder Allah oder Jesus nannten?

Nachdem Frau Pierce gegangen war, blätterte ich ein wenig in der Bibel, die sie mir gegeben hatte. Ich drehte sie in meinen Händen hin und her. Sie sah nicht anders aus als jedes andere Buch. Ihre Worte klangen dennoch in meinem Inneren nach:

*„Wenn Sie die Wahrheit suchen, werden Sie sie in diesem Buch finden.“*

Ich beschloß, etwas davon zu lesen. Ich begann natürlich auf Seite eins mit dem Evangelium nach Matthäus und las dann die Evangelien nach Markus und Lukas.

Ich war fasziniert von Jesus Christus. Am meisten war ich von seiner offensichtlichen Leidenschaft für die Armen und Unterdrückten berührt. Dies war anders als alles, was ich im Hinduismus erfahren hatte. Der Hinduismus glaubt an die Reinkarnation und ein Konzept, das sich *Karma* nennt. *Karma* wird als eine Art geistliche Kraft verstanden, die von den Gedanken, Worten und Taten eines Menschen erzeugt wird. Dein *Karma* bestimmt die Form, in der du in dein nächstes Leben zurückkehren wirst. Ein gutes *Karma* hat zur Folge, daß du als weise, wohlhabende oder heilige Person wiederkommst. Ein schlechtes *Karma* bewirkt, daß du in einer der niedrigeren Kasten – oder vielleicht sogar in einer nichtmenschlichen Form – wiederkommst. Es wäre möglich, als ein Hund wiederzukommen, wenn du in deinem vorherigen Leben nicht viel Gutes getan hast. Wenn du es wirklich verscherzt hast, könnte es sein, daß du als Floh auf dem Hund wiederkommst. Es gab keine Möglichkeit, deine Sünden weggenommen oder vergeben zu bekommen. Vor dem *Karma* gab es kein Entrinnen.

Folglich war die Haltung der hinduistischen heiligen Männer gegenüber den Leidenden diese, daß solche Menschen einfach nur ihr *Karma* auslebten und daß für sie nichts getan werden konnte oder sollte. Sie könnten einem zwar leid tun, aber sie bezahlten einfach nur ihre Schuld, die sie auf sich selbst gebracht hatten. Das Leiden sei sogar gut für sie, denn es könne sie befähigen, ein besseres *Karma* für ihr nächstes Leben zu verdienen. Einige von ihnen waren sogar der Meinung, daß es eine Einmischung in einen göttlichen Prozeß darstellte, wenn man solchen Menschen half.

Jesus hingegen distanzierte sich nicht von den Leiden der Menschen. Er kümmerte sich um sie. Er nahm Anteil an ihnen. Er heilte ihre Krankheiten. Er setzte seine Liebe in Handlung um.

Er *starb* sogar für sie. Ich hatte noch nie zuvor vom Kreuz gehört. Ich wußte von der Folter und davon, welche Leiden Menschen in Machtpositionen anderen zufügen können. Ich lebte in einer Kolonie und ich sah jeden Tag Ungerechtigkeit um mich herum. Jesus ertrug diese Art von Behandlung willentlich, als ein Zeichen seiner Liebe. Er behielt sein Erbarmen selbst während seiner Leiden: Er tröstete seine Mutter, er sprach respektvoll mit denen, die ihn zum Tode verurteilten, er bat sogar um Vergebung für die, die ihn töteten. Ich war noch nie einem religiösen Führer wie ihm begegnet.

Besonders das Johannesevangelium erregte meine Aufmerksamkeit. Seitdem habe ich gelernt, daß die Bibel das ungewöhnlichste Buch ist: Es ist das einzige Buch, bei dem dir der Autor beim Lesen über die Schulter schaut und zu dir spricht. Mir war so als würde mir genau das passieren, als ich das Johannesevangelium las. Einzelne Wörter und Sätze sprangen mir ins Auge, als ob sie lebendig wären.

Vom ersten Kapitel an erklärt Johannes eindeutig und offen, daß Jesus Gott ist. Das war für mich etwas Neues. Soweit ich bisher überhaupt von Jesus gehört hatte, war er ein heiliger und weiser Mann, ein außergewöhnlicher Diener Gottes – aber nicht Gott selbst.

Dann, in Kapitel acht, las ich, daß Jesus sagte: „Und ihr werdet die Wahrheit erkennen, und die Wahrheit wird euch frei machen." Ich dachte bei mir „dieser Mann spricht über genau die Sache, die ich suche. Wahrheit. Wahrheit, die mich frei machen wird. Frei vom *Karma*, von der schweren Last, immer zu versuchen, die Götter freundlich zu stimmen und es nie zu schaffen."

In Kapitel vierzehn las ich dann etwas, das mir regelrecht den Atem verschlug. Jesus sagte: „Ich bin der Weg und die Wahrheit und das Leben" (V.6). Diese Worte „ich bin die Wahrheit" schienen sich in meine Seele einzubrennen. Es fiel mir wie Schuppen von den Augen. Mein Leben lang hatte ich mit der Vorstellung von etwas Abstraktem, Unpersönlichem nach der Wahrheit gesucht. Nun wurde mir klar, daß die Wahrheit eine Person sein könnte, eine Person namens Jesus Christus.

Die wichtigste Frage, wie mir schien, war nun, ob Jesus die Wahrheit sagte oder nicht; ob er ein aufrichtiger Mann war. Ich hatte inzwischen genug über ihn gelesen, um zu wissen, daß es bei Jesus kein Zwischending gab. Bei Jesus war alles entweder schwarz oder weiß. Entweder ich mußte ihn als den anerkennen, der er zu sein vorgab oder ich mußte ihn einen totalen Lügner nennen.

Ich dachte über all das nach, was ich über Jesus gelesen hatte: Sein Leben, seine Lehre, seine Wunder, sein Erbarmen, sein Tod. Plötzlich war es mir völlig klar: Wenn es einen ehrlichen Mann gab, dann war es Jesus Christus. Wenn es jemals einen Mann der vollkommenen Wahrheit gegeben hatte, dann war er es. Ich erinnerte mich an das, was Jesus nur einige Zeilen zuvor gesagt hatte: „Im Hause meines Vaters sind viele Wohnungen. Wenn es nicht so wäre, würde ich es euch gesagt haben" (Jh. 14,2; eigene Übersetzung). Ich dachte bei mir selbst: „Gut, natürlich! Er sagt uns nur das, was auch so ist. Wenn es anders wäre, würde er es uns gesagt haben. Er würde uns nicht irreführen." Ich begann mich plötzlich wie Pilatus zu fühlen. Ich erinnerte mich an eine Stelle, die ich vorher gelesen hatte, wie Jesus vor Pilatus gestanden und Pilatus spöttisch gesagt hatte: „Wahrheit? Was ist Wahrheit?" Konnte es sein, daß die Wahrheit – die letzte Wahrheit, die Quelle aller Wahrheit – vor ihm stand in genau dem Moment, in dem er die Frage stellte? Und war dies genau dieselbe Personifikation von Wahrheit, die jetzt durch das Johannesevangelium vor mir stand? Ich dachte an das, was Frau Pierce gesagt hatte, als sie mir die Bibel gab: *„Wenn Sie die Wahrheit suchen, werden Sie sie in diesem Buch finden."* Hatte ich tatsächlich in der Person Jesu Christi das gefunden, wonach ich so lange gesucht hatte?

Kaum hatten sich diese Gedanken in meinem Kopf geformt, als sich auch schon etwas tief in mir aufbäumte und schrie: „Nein!" Die Jahre, die ich damit verbracht hatte, den hinduistischen Glauben zu studieren und die Geschichten von den heiligen Männern... die Stunden, die ich am Familienschrein oder am Abendbrottisch zugebracht und meiner Mutter zugehört hatte und die Stunden im Tempel..., das stolze Erbe meiner Familie und meines Volkes türmten sich vor mir auf. *„Du* *brauchst diesen Weg nicht zu gehen"* schien es zu mir zu sagen. *„Es gibt viele Wege zu Gott. Du hast deinen eigenen Weg. Du brauchst diesen neuen Weg nicht."*

„Aber ich weiß, daß ich die Wahrheit im Hinduismus nicht gefunden habe", sagte ich zu mir selbst. „Und ich weiß, daß Jesus die Wahrheit ist."

*„Du wirst ein Verräter sein"* schien mir die innere Stimme zu antworten. *„Du wirst ein Verräter deines Volks, deines Glaubens und deiner Familie sein."*

Es stimmte. Ich konnte es nicht leugnen. So viele Leute hatten so viele Hoffnungen auf mich gesetzt, hatten so viele Erwartungen an mein zukünftiges Leben. Ich war der Star-Schüler an meiner Schule. Ich war derjenige, der zu einem Leiter der Gemeinschaft heranwachsen sollte, wie vor mir mein Vater. Wenn ich mich für Jesus Christus entscheiden würde, würde ich der erste in meiner Familie sein – und ich konnte meinen Stammbaum mehr als achthundert Jahre zurückverfolgen –, der sich vom Hinduismus abwandte. Ich würde mich von meinen Vorfahren abwenden. Von meinem *Rajput*-Erbe, das vorschrieb, den Glauben zu verteidigen, von meinen eigenen Eltern!

Ich war hin und hergerissen. Die Entscheidung stand schmerzlich klar vor mir. Den Einen anzunehmen, von dem ich nun glaubte, daß er die Verkörperung der Wahrheit war auf Kosten von so Vielem, das mir wertvoll war oder meiner Herkunft treu zu bleiben und Ihn abzulehnen. Monatelang litt ich Qualen.

Dann, eines Abends entschied ich, daß nun die Zeit gekommen war, ein für allemal eine Entscheidung zu treffen.

Kapitel 5

# „Mein kleiner Bruder“

Schließlich traf ich die Entscheidung: Ich konnte mich einfach nicht von meiner Familie, meiner Erziehung und meiner Herkunft abwenden. Ein Teil von mir wollte Jesus nachfolgen, aber ich konnte mich nicht überwinden, den Preis zu bezahlen und ich konnte diese innere Zerrissenheit nicht länger ertragen.

Monatelang hatte ich nun in Qualen gelebt. Ich las die Evangelien und fühlte mich von Jesus so stark angezogen, daß der nächste Schritt – mein ganzes Sein ihm zu übergeben – einfach und selbstverständlich zu sein schien. Dann, wenn ich an meine Familie und meine Freunde dachte und an den Kummer, den ich ihnen bereiten würde, zog es mich wieder in die andere Richtung.

Schließlich hatte ich genug davon. Eines abends war ich spät noch in meinem Zimmer im zweiten Stock und las nach meiner Gewohnheit in der Bibel. Ich saß an meinem Schreibtisch und hatte die Bettdecke um mich herumgeschlungen und über den Kopf bis tief ins Gesicht gezogen, so daß nur noch die Augen herausguckten. Ich mußte dies wegen der Moskitos tun, die um mich herumschwärmten. Die Moskitos waren fürchterlich in diesem Teil Afrikas und damals hatten wir keine Fliegenfenster und natürlich auch keine Insektensprays.

Schließlich war der Moment meiner Entscheidung gekommen. „Nie wieder!“, sagte ich zu mir selbst. „Genug ist genug! Ich werde nie wieder über Jesus Christus nachdenken.“ Ich war verzweifelt, wenn ich daran dachte, daß ich den, von dem ich wußte, daß er mich so sehr liebte, nun hinter mir ließ, aber meine Entscheidung stand fest. Ich schloß langsam und entschieden meine Bibel. „Ich werde dieses Buch nie wieder lesen!“, sagte ich, „ich bin fest entschlossen!“

Und das war es.

Zumindest dachte ich das.

Das nächste, was ich wahrnahm war, daß ich hörte, wie mein Kopf auf den Schreibtisch knallte. Ich meine, ich *hörte* es wirklich, als ob es jemand anderem passieren würde. *Bum.* Ich schien mich in einer Art Halbschlaf zu befinden, ich hatte mich nicht mehr völlig in der Gewalt, war nicht völlig wach, aber ich nahm wahr, was vorging. Ich kann mich erinnern, daß ich das Geräusch hörte und dachte: „Das ist mein Kopf, er schlägt auf dem Tisch auf."

Sofort fühlte ich mich an einen seltsamen und wundervollen Ort versetzt. Mein Körper saß noch immer dort am Schreibtisch, aber in meinem Geist war ich irgendwo anders, irgendwo an einem wundervollen Ort, an dem ich noch nie zuvor gewesen war. Der Gedanke kam sehr einfach und klar in mein Bewußtsein: „Ich bin im Himmel."

Bis dahin hatte ich vom Neuen Testament noch nichts außer den Evangelien gelesen. Ich war so angetan von Jesus, daß ich nur die Evangelien gelesen und wieder und wieder gelesen hatte. Ich hatte nie die Apostelgeschichte oder die Offenbarung oder einen der Paulusbriefe gelesen. Hätte ich dies getan, wäre ich auf einen Abschnitt im zweiten Brief von Paulus an die Korinther gestoßen, der mir geholfen hätte, das was nun mit mir geschah zu verstehen. Paulus sprach über sich selbst, als er schrieb:

> „Ich weiß von einem Menschen in Christus, daß er vor vierzehn Jahren – ob im Leib, weiß ich nicht, oder außer dem Leib, weiß ich nicht; Gott weiß es –, daß dieser bis in den dritten Himmel entrückt wurde. Und ich weiß von dem betreffenden Menschen ob im Leib oder außer dem Leib weiß ich nicht; Gott weiß es –, daß er in das Paradies entrückt wurde und unaussprechliche Worte hörte, die auszusprechen einem Menschen nicht zusteht."
> 2. Korinther 12,2-4

Ich weiß nicht ob das, was mir passierte, genau das gleiche war wie das, was Apulisch erlebte. Was ich weiß ist, daß mein Erlebnis zweifelsfrei real war. Bis heute ruft mir der Herr noch manchmal Dinge, die ich an jenem Abend erlebt habe, ins Bewußtsein. Sie sind heute noch so real für mich, wie sie es damals waren.

Das Erste, was ich bemerkte war, daß ich auf irgendeiner Art von Weg ging, der aus Gold gemacht zu sein schien. Es war anders als alles Gold, daß ich je zuvor gesehen hatte. Es schien klar zu sein. Man konnte fast hindurchsehen. Jahre später las ich, daß Gold, das von Wissenschaftlern mir Atomteilen gereinigt wurde, durchsichtig wird. So sah das Gold auf diesem Weg aus, als ob es völlig gereinigt sei.

An beiden Seiten des Weges wuchs üppiges Gras wie eine dichte Decke, auf die man sich legen und einschlafen könnte. Es gab Bäume und Blumen jeder Art und Größe. Die Farben waren phantastisch: Gelb, grün, gold, blau, pink – mehr Farben und Schattierungen als ich mir je hätte vorstellen können. Die Farbqualität war unvergleichbar mit allem, was ich jemals gesehen hatte. Auf der Erde sehen wir Farben aufgrund von reflektiertem Licht: Das Licht trifft von oben auf die Objekte und je nach ihrer molekularen Struktur reflektieren sie spezielle Lichtspektren zu unseren Augen, die wir als die verschiedenen Farben wahrnehmen.

Diese Farben waren anders. Es war, als ob sie ihre spezielle Farbe von innen bekamen. Das Licht reflektierte nicht von ihnen, es pulsierte aus ihnen ein absolut reines Licht heraus. Seit diesem Tag erscheinen mir die Farben auf der Erde – auch wenn es besondere sind – schmutzig oder fade.

Mir wurde bewußt, daß ich Musik hörte. Zumindest klang es mehr nach Musik als alles, was ich jemals erlebt hatte. Es war als ob das größte Sinfonieorchester und der herrlichste Chor, die es je gegeben hat, auftreten würden – obwohl ich keine einzelnen Instrumente oder Stimmen unterscheiden konnte. Es war herrlich. Ich merkte, wie ich im Einklang mit der Musik tanzte. Es war als ob alle meine Sinne in perfekter Harmonie zu ihr stünden. Tatsächlich hatte ich am ganzen Körper das Gefühl von völliger Harmonie, von Perfektion, von einer totalen Einheit von allem, was mich umgab – die Vegetation, das Licht, die Farben, die Musik. Sie waren voneinander unterscheidbar und trotzdem in vollkommener Einheit miteinander, alle zur gleichen Zeit.

Ich war irgendwie ein Teil davon: Ein Teil des Glanzes, ein Teil der Harmonie, ein Teil der Perfektion. Es war nicht nur, daß ich alles um mich herum sah, hörte und schmeckte. Ich war hineingenommen. Ich erfuhr nicht nur die Freude, Liebe, Reinheit und Harmonie, ich wurde irgendwie ein Teil davon und es wurde ein Teil von mir.

Ich fühlte, daß ich *zu Hause* war. Dies war der Ort, an dem ich sein wollte, an dem ich sein sollte. Zu diesem Zweck war ich geschaffen worden.

Jetzt erst bemerkte ich, daß etwas wie ein Fluß den Weg entlang floß. Ich sage „etwas wie ein Fluß", weil es zwar wie ein Fluß aussah, aber was zwischen seinen Ufern floß sah ganz anders aus als alles Wasser, das ich jemals gesehen hatte. Zuerst schien es, als ob das Wasser lebendig wäre. Dann erkannte ich, daß dieses „Wasser" in Wirklichkeit das Leben *war*. Es war buchstäblich ein Fluß des Lebens. Wieder war es so, obwohl ich es nicht sofort erkannte, daß die Bibel genau solch einen Fluß beschreibt. Während seiner herrlichen Vision des Himmels schreibt der Apostel Johannes:

> „Und er (der Engel) zeigte mir einen Strom von Wasser des Lebens, glänzend wie Kristall, der hervorging aus dem Thron Gottes und des Lammes. In der Mitte ihrer Straße und des Stromes, diesseits und jenseits, war der Baum des Lebens..." Offenbarung 22,1-2.

**Ich sah Jesus**

Plötzlich bemerkte ich, wie sich mir ein glänzendes weißes Licht näherte. Ich drehte mich um und sah einen Mann auf der Straße in meine Richtung gehen. Ich wußte sofort, wer er war. Es war Jesus.

Du mußt bedenken, daß ich nie eine Abbildung von Jesus gesehen hatte. Die meisten Leute, die im Westen aufwachsen, sehen viele künstlerische Darstellungen davon, wie Jesus ausgesehen haben könnte. Einige davon stützen sich auf noch existierende Fragmente von historischen Daten. Andere entstammen vermutlich in erster Linie der Phantasie des Künstlers. Ich hatte nie solche Abbildungen von Jesus gesehen. Auf natürlicher Ebene hatte ich keine Vorstellung, wie er aussah. Trotzdem war da nicht eine Spur von Zweifel in meinen Gedanken, daß der Mann, der sich mir näherte, Jesus war.

Einerseits sah er aus wie ein normales menschliches Wesen. Durchschnittliche Größe, durchschnittliche Figur. Er ging normal auf dem selben Weg wie ich und trug eine einfach aussehende lange Robe, wie ich sie schon oft bei arabischen Männern in Mombasa gesehen hatte. Und trotzdem…

Ich war fast geblendet von dem Licht, das von ihm ausströmte. Es war hell und klar und lebendig, als ob es die Fülle der himmlischen Herrlichkeit enthielte. Ich konnte ihn kaum ansehen.

Ich erinnerte mich an die Berichte, die ich in den Evangelien gelesen hatte, wo Jesus Petrus, Jakobus und Johannes zum beten auf einen Berg mitnahm. Markus schreibt: „Jesus wurde vor ihren Augen umgestaltet, und seine Kleider wurden glänzend, sehr weiß, so wie kein Walker auf der Erde weiß machen kann." (Mk. 9,2-3). Lukas schreibt: „Sein Angesicht wurde weiß, strahlend" (Lk. 9,29) und daß die Jünger, als sie Jesus ansahen, „seine Herrlichkeit" sahen (V. 32). Ich fühlte mich, als ob ich nun wüßte, worüber die Schreiber der Evangelien geschrieben hatten.

Als er sich mir näherte, konnte ich sehen, daß er lächelte. Es war ein Lächeln, wie es Mütter haben, wenn sie ihr kleines Baby auf den Arm nehmen, ein Lächeln von vollkommener Liebe und Freude. Wie eine Motte in die Flamme fliegt, so fühlte ich mich augenblicklich von reiner Liebe verzehrt.

Er kam noch näher und ich sah seine Augen. Ich werde niemals die Augen Jesu vergessen. Ich konnte sehen, daß diese Augen jede Verletzung und jeden Kummer, die es jemals gegeben hat, gefühlt hatten. Sie hatten jede Träne vergossen, die je auf Erden geweint wurde. Trotzdem wirkten sie nicht traurig oder bedrückt. Es waren Augen des Triumphes, Augen, die zu sagen schienen: „Ja, ich kenne den Schmerz, ich kenne den Kummer, ich kenne die Tränen. Ich nahm dies alles auf mich, als ich am Kreuz starb. Aber ich habe überwunden. Und du kannst auch überwinden."

Dann, als ich dort stand und in seine Augen schaute, streckte er seine Hand aus, legte sie auf meine Schulter und sagte einfach zu mir: „Mein kleiner Bruder“.

Es endete so plötzlich wie es begonnen hatte. Ich war wieder im zweiten Stock unseres Hauses, meine Bettdecke war über Kopf und Gesicht gezogen und mein Kopf lag auf meiner Bibel – aber etwas Eigenartiges war geschehen: Als dies alles begonnen hatte und mein Kopf auf den Schreibtisch gefallen war, war meine Bibel geschlossen gewesen. Ich hatte gerade die Entscheidung getroffen, sie nie wieder zu öffnen. Jetzt war sie jedoch offen. Ich schaute hinein und sah, daß das achtzehnte Kapitel des Lukasevangeliums aufgeschlagen war, bei der Geschichte vom reichen Jüngling.

Ich erkannte plötzlich, wie ähnlich ich diesem anonymen jungen Mann war. Wie er, war ich darauf vorbereitet worden, ein Leiter unter meinen Leuten zu werden. Wie er hatte ich Jesus von Angesicht zu Angesicht gegenübergestanden. Ich hatte gesehen, wie Jesus mich mit Liebe ansah. Ich hatte gehört, wie er mich rief, ihm nachzufolgen.

Ich wußte wie die Geschichte ausging. Der junge Mann hatte sich mit unaussprechlicher Traurigkeit in seinem Herzen von Jesus abgewandt, weil er sich nicht überwinden konnte, den Preis zu bezahlen, ein Jünger Jesu zu werden.

Ich hörte wie eine Stimme in mir sagte: „Wirst du dich genauso wie er von mir abwenden?“

Ich sagte: „Nein, Sir.“

Dann tat ich etwas, das meines Wissens keiner meiner Vorfahren jemals getan hat, das sich niemand in diesen achthundert Jahren unserer Familie auch nur zu tun hätte vorstellen können. Ich ging auf die Knie und sagte: „Jesus, es tut mir leid. Bitte vergib mir alles, was ich falsch gemacht habe. Ich will dich. Ich will dir mein Leben geben. Bitte komm und lebe in meinem Herzen!“

Ich stand auf und schaute mich im Zimmer um. Als ich meine Bibel geschlossen hatte und mein Kopf auf den Schreibtisch gefallen war, war es etwa zehn Uhr abends gewesen. Draußen war es noch dunkel, aber ich hatte das Gefühl, daß mehrere Stunden vergangen waren. Etwa eine Stunde später hörte ich die

Hähne krähen, es war also etwa 4.30 Uhr morgens. Ich erkannte, daß dieses ganze Erlebnis einige Stunden gedauert hatte. Es war keines dieser Erlebnisse, die du manchmal hast, wenn eine lange Reihe von Ereignissen in einem Augenblick durch deine Gedanken saust. Anscheinend war es in wirklicher Zeit geschehen und es hatte einige Stunden gedauert.

Als ich von meinen Knien aufstand, fühlte ich mich...anders. Ich weiß nicht, ob Leute, die in der westlichen Welt aufgewachsen sind, die revolutionäre Eigenschaft des Evangeliums voll zu schätzen wissen. Wir haben Kirchen an jeder Ecke, Bibeln in jedem Hotelzimmer und Feiertage in unserem Kalender, deren christlichen Ursprung wir als selbstverständlich hinnehmen. Das Christentum scheint ein Teil des kulturellen Lebens zu sein. Wir wissen nicht, welch radikale Veränderung das Evangelium im Leben eines Menschen bewirken kann, der es in seiner ganzen Realität annimmt.

Ich wußte, daß ich von Grund auf verändert war. Ich würde Zeit brauchen, um die ganze Tragweite dieses Ereignisses zu begreifen. Ich wußte vieles noch nicht, was ein Christenleben ausmacht, aber ich wußte daß ich ins Ewige Leben eingetreten war. Ich wußte, daß ich wiedergeboren war. Ich wußte, daß Gott mein Vater, Jesus mein Herr und der Himmel mein Zuhause war. Das beste war, daß ich wußte, daß die Last meiner Sünden, die bis jetzt so spürbar gewesen war, total verschwunden war.

Ich wußte, daß von jetzt an alles im Leben anders sein würde. In den nächsten Monaten sollte ich herausfinden wie anders.

Kapitel 6

# Besuch von einem Engel

Ich hatte noch nie solch einen Regen gesehen. Es war neun Uhr abends. Ich war auf dem Weg nach Hause von der Bibliothek der Texanischen Technischen Universität in Lubbock, wo ich als graduierter Student der englischen Literatur eingeschrieben war. Ich mußte eine wichtige Forschungsarbeit zu einem bestimmten Termin abgeben und hatte mich seit zehn Uhr morgens in der Bibliothek verkrochen.

Mein Apartment war zu Fuß etwa sechs Wohnblöcke von diesem Teil des Universitätsgeländes entfernt. „Apartment" ist ein schmeichelhafter Ausdruck. Es war eigentlich mehr ein Schuppen: Ein Zimmer mit einer Couch und einem Fernseher am einen und einem Bett und einer Kommode am anderen Ende, eine kleine Küchenecke und ein winziges Badezimmer. Ich war an einem der stärker heruntergekommenen Plätze in einem der vielen heruntergekommenen Viertel Lubbocks. Wenn ich heute daran zurückdenke, war es ein ziemlich schlimmer Ort zum Leben, aber es war alles, was ich mir leisten konnte und ich war froh, das Zimmer zu haben. Als ich morgens zur Bibliothek gegangen war, schien es einer der vielen für Lubbock im Mai typischen trockenen heißen Tage zu sein. Die Dinge hatten sich jedoch seitdem gewaltig geändert. Nicht daß plötzliche Stürme in der texanischen Prärie unüblich gewesen wären. Ohne Vorwarnung schien es, stiegen gewaltige Regenwolken aus dem Westen in mehreren hundert Metern Höhe auf, rollten übers Land und brachten heftige Regengüsse und starke Winde mit sich. Sie verschwanden so plötzlich wie sie gekommen waren.

Aus irgendeinem Grund schien dieser Sturm anders zu sein. Der Regen hämmerte heftiger, der Sturm blies stärker, die Luft war schwer. Ich war bereits durchnäßt und konnte nicht erwarten, nach Hause zu kommen und dem Regen zu entfliehen.

Als ich in Kenia aufwuchs, war Lubbock in Texas glaube ich einer der letzten Orte, an dem ich mir zu leben hätte vorstellen können. Doch meine außergewöhnliche Begegnung mit dem

Herrn an jenem Abend in meinem Zimmer in Mombasa und die anschließende Entscheidung, ihm mein Leben zu übergeben, hatten mein Leben in vielerlei Hinsicht in einem unvorhersehbaren Ausmaß verändert.

Am Morgen nach meiner Begegnung mit Jesus in meinem Zimmer erzählte ich meiner Familie aufgeregt, was passiert war. Sheila, meine jüngere Schwester, war als einzige interessiert an dem, was mir begegnet war. Es war zufällig Sonntag morgen. Sheila, die weiterhin die Bibelstunden von Mrs. Pierce besucht hatte, sagte mir, daß die Missionare Sonntags ihren Gottesdienst hatten. An diesem Morgen gingen wir in die Kirche und ich nahm den Kontakt zu den Pierces wieder auf. Sie wußten nicht recht, was sie mit meiner Geschichte anfangen sollten, waren aber froh, mein offensichtliches Interesse am Christentum zu sehen. Sie luden mich ein wiederzukommen. Ich kam mehrere Sonntage hintereinander. Ich begann, mich auch unter der Woche mit den Pierces zu treffen. Wir hatten viele faszinierende Diskussionen über die Bibel und den neuen Glauben, den ich angenommen hatte.

Wie ich erfuhr, kamen die Pierces aus Texas. Sie nannten sich „Baptisten“. Es war mir neu, daß es verschiedene Arten von Christen gab. Ich wußte nicht so genau, was ein Baptist war, außer daß ich Johannes den Täufer (in Englisch: John the Baptist; Anm. d. Übers.) aus den Evangelien kannte. Die Missionare gaben mir nicht nur über die Baptisten Erklärungen, sondern auch über die Wassertaufe, die – sie zeigten es mir in der Bibel – ein wesentlicher Teil meines neuen christlichen Lebens war.

Dies war auch der Tropfen, der für meine Mutter das Faß zum Überlaufen brachte. Sie hatte mir ruhig zugehört, als ich von meiner nächtlichen Begegnung mit Jesus berichtete, aber sie zeigte kein Interesse, mehr darüber zu hören. Ich merkte, daß sie durch meine offensichtliche Begeisterung für den Gott der Christen beunruhigt und verletzt war. Aber wenn sie irgend etwas sagen wollte, was mich von diesem Kurs abbringen sollte, hielt sie ihren Mund.

Als ich ihr nun jedoch sagte, daß ich beabsichtigte, mich taufen zu lassen, war sie niedergeschmettert. Das war, wie wußte, ein eindeutiges und unverkennbares äußeres Zeichen, daß ich den Hinduismus ablehnte und mich dem westlichen Gott verpflichtete. Es würde kein Zurück mehr geben, das wußten wir beide. Sie war jedoch weise genug zu erkennen, daß es nicht gut wäre, Einwände zu erheben oder zu versuchen, mich eines anderen zu belehren. So wurde ich im April 1962 im Wasser des Indischen Ozeans getauft, in der Nähe des alten Hafens von Mombasa, wo ich als kleiner Junge so oft gespielt hatte.

Ich näherte mich dem Ende der High School und es wurde Zeit darüber nachzudenken, was ich nach dem Abschluß tun würde. Solange ich mich erinnern konnte, hatte ich darauf gebrannt, aufs College zu gehen, vielleicht auf eine der großen Universitäten Englands, die auf der Allidina Visram High School so ehrfurchtsvoll erwähnt wurden.

Die Missionare, die meinen Lerneifer und meine intellektuelle Neugier bezüglich des Christentums sahen, drängten mich, den Besuch einer Bibelschule in Erwägung zu ziehen. Ich war nicht daran interessiert, in den vollzeitlichen Dienst zu gehen, aber ich wollte unbedingt mehr über Jesus und die Bibel lernen. Mit der Zeit konnten sie mich überzeugen, mich am Wayland Baptist College in einem texanischen Ort namens Plainview zu bewerben. Ich wurde nicht nur angenommen, sondern man bot mir ein volles Stipendium an. Eine Baptistengemeinde in Texas hatte von mir gehört und sie hatten genug Geld gesammelt, um meine Flugkosten zu decken. So verließ ich also im Januar 1964 Mombasa und machte mich auf den Weg in die Vereinigten Staaten.

## Ein verkleideter Engel?

Heute muß ich darüber lachen, wenn ich mir vorstelle, wie ich am Tag meiner Ankunft in New York ausgesehen haben muß. Es war natürlich mitten im Winter, aber ich hatte noch nie zuvor einen Winter erlebt und so wußte ich nichts über kaltes Wetter. Ich hatte keinen Mantel und fast kein Geld.

Wie sich herausstellte, hatte ich auch kein Flugticket nach Texas. Mein Flug war von Mombasa nach London und dann über den Atlantik nach New York gegangen. Ich sollte dann einen Flug nach Dallas nehmen, danach nach Lubbock und schließlich nach Plainview. Anscheinend hatte irgendwo unterwegs irgendein Angestellter einer Fluggesellschaft aus Versehen zu viele Coupons von meinem Ticketbuch abgerissen. Ich war am Flughafen von New York City gestrandet mit sieben amerikanischen Dollars in der Tasche und nicht der leisesten Ahnung, wohin ich gehen oder was ich als nächstes tun sollte.

Ich lief eine Weile in dem gewaltigen Flughafengebäude herum. Dann entschied ich mich, nach draußen zu gehen. Welch ein Schock! Es war bitterkalt und es fiel dicker nasser Schnee. Seit ich Afrika verlassen hatte, hatte ich in wenigen Stunden von tropischen zu nördlichen Temperaturen gewechselt. Nun stand ich da in meinem Anzug und zitterte. Ich hätte mich umgedreht und wäre wieder hineingegangen, aber ich war wie gelähmt durch die unglaubliche Menge von Autos, die vorbeidröhnten. Auf einer Straße in Mombasa hätte ich Stunden stehen können, ohne auch nur so viele Autos zu sehen, wie sie hier im Zeitraum von zehn Minuten an mir vorbeiflogen.

Endlich ging ich zurück ins Innere des Gebäudes. Ich fühlte mich elend. Ich war naß. Mir war kalt. Ich war in New York gestrandet und ganz allein. Genau in diesem Augenblick passierte etwas Außergewöhnliches. Ein Mann tauchte aus dem Nichts auf – ein großer Mann, gut gekleidet. Er trug ein Paar glänzende Cowboystiefel und einen Cowboyhut. Er legte mir den Arm um die Schultern und sagte: „Sag mal, Junge, du siehst aus als hättest du dich verlaufen."

„Ja", sagte ich, „ich weiß genau, daß ich ein Ticket gekauft habe, aber die Leute von der Fluggesellschaft sagen, daß ich keins hätte und ich habe kein Geld und weiß nicht, was ich jetzt machen soll."

„Wohin willst du denn?" fragte er.

„Nach Lubbock in Texas", sagte ich, „das heißt zuerst nach Dallas."

„Dallas?" schrie er, „das ist genau wo ich hin will. Warte hier! Du kommst mit mir."

Sein Name war, wie er mir sagte, Jack. Er ging zum Schalter und kaufte mir ein Ticket und das Nächste was ich wußte war, daß ich mich auf dem Weg nach Dallas befand. Am Flughafen in Dallas warteten einige Leute vom College auf mich. Als Jack sie sah, sagte er nur „paß' auf dich auf Junge!" und ging weg. Ich sah ihn nie wieder.

Die Stadt Plainview hatte eine Population von ungefähr fünfzigtausend und den treffendsten Namen, den ich je für eine Stadt kannte*.

Ich schrieb mich am Wayland College für das Wintersemester ein. Die Fächer, die ich belegte, waren Bibel (natürlich), aber auch Literatur, Philosophie und andere. Wayland hatte eine fundamentalistische Doktrin und einen ziemlich puritanischen Verhaltenskatalog. Ich hatte geben beides nichts einzuwenden.

**Das Christentum in Amerika entdecken**

Während der sechziger Jahre kam West Texas wie viele andere Gebiete in den USA bezüglich der rassistischen Einstellung an einen Scheideweg. Selbst der Einfluß von überzeugtem bibelgebundenem Fundamentalismus hatte es nicht vor der Infektion mit Vorurteilen geschützt. Als ein Inder aus Afrika wurde ich als eine Rarität betrachtet und hatte kaum Schwierigkeiten, in die überwiegend weiße Kultur aufgenommen zu werden. Jedoch sah ich bald, daß das Gleiche, was Schwarze betraf, nicht gerade gesagt werden konnte.

Eines abends klopfte ein älterer Schwarzer an die Küchentür des Restaurants, in dem ich eine Teilzeitarbeit hatte. „Sir", fragte er, „können Sie mir etwas zu Essen machen? Ich bin so hungrig."

Das war eine seltsame Frage. „Sie wissen doch, daß dies ein Restaurant ist", sagte ich ihm, „warum gehen Sie nicht einfach vorne herum und bestellen, was Sie vom Menü möchten?"

„Oh nein, Sir", sagte er, „ich möchte keinen Ärger verursachen."

Mir wurde klar, daß das Problem war, daß dieser alte schwarze Herr im Restaurant nicht willkommen sein würde. „Gut, dann kommen Sie rein.", sagte ich zu ihm. „Setzen Sie sich hier in die Küche. Ich mache Ihnen das beste Steak, das Sie je gegessen haben." Und das tat ich auch. Vermutlich war es mein Glück,

---

* Plainview heißt übersetzt „Flachland". (Anm. d. Übers.)

daß mein Chef dies nie herausgefunden hat. Ich hätte gefeuert werden können.

In Kenia lebten Leute jeder Herkunft und Rasse; Inder, Afrikaner, Araber und andere aus dem ausgedehnten Britischen Imperium. Die unterschiedlichen Gruppen hatten ihre eigene Kultur und oft ihre eigenen Wohngegenden. Irgendwie hatte ich gedacht, das wäre hier im „Land der Freien" anders.

Ich merkte schnell, daß diese Vorurteile auch an der Universität existieren. Einer meiner Freunde, ein Schwarzer, erhielt die Nachricht, daß seine Mutter im Sterben lag. Verständlicherweise war er verzweifelt. Seine Freunde versammelten sich, um ihn zu unterstützen und zu trösten. Eine der Personen, die sich seiner annahm, war eine junge Frau, die mit ihm studierte. Sie war weiß. Die Tatsache, daß sie miteinander Kontakt hatten, kam unglücklicherweise einem bestimmten Mitglied der Studentenverwaltung zu Ohren, der gleichzeitig ein Geistlicher war. Mein Freund wurde ins Büro dieses Kerls gerufen und kam in Tränen aufgelöst zurück.

„Was ist los?" fragte ich ihn. Ich hatte Angst, ihm wäre gesagt worden, daß seine Mutter gestorben sei.

„Man hat mich gewarnt, wenn ich nicht damit aufhöre, mit einem weißen Mädchen herumzulungern, riskiere ich, mein Stipendium zu verlieren" sagte er.

Ich wollte meinen Ohren nicht trauen. Mein *Rajput*-Temperament flammte auf. Ich ging geradewegs zum Büro dieses Kerls. „Ich dachte, ihr wäret Christen," schrie ich ihn an, „die Mutter dieses armen Jungen liegt im Sterben. Ihm geht es hundeelend und Sie – ein *Geistlicher* – behandeln ihn so? Wie können Sie so etwas tun?"

„Lassen Sie mich Ihnen etwas erklären", sagte er, „wir wollen keine Schwierigkeiten haben. Sie sind hier selbst Student. Noch ein Ausbruch wie dieser und ich werde persönlich dafür sorgen, daß Ihnen Ihr Stipendium entzogen wird. Kümmern Sie sich von nun an um Ihre eigenen Angelegenheiten."

In Amerika zur Kirche zu gehen war ganz anders als die lebendigen Zeiten, die ich mit den Missionaren verbracht hatte. In diesen Gottesdiensten hatte ich neben Leprakranken und Blinden gesessen und Kindern, die so arm waren, daß sie sich keine Schuhe leisten konnten. Trotzdem liebten sie alle den Herrn Jesus und sangen gerne Lobpreislieder. Nun saß ich neben Leuten, die nette Kleider und ein nettes Lächeln trugen und die in der Kirche aufgewachsen waren und die – wie ich dachte – bestimmt wissen würden, was es bedeutete, ein Christ zu sein.

Soweit ich sehen konnte, bedeutete für sie ein Christ zu sein hauptsächlich, traurig und ernst zu sein. Wir sangen ein ernstes Lied, beteten ein ernstes Gebet, hörten eine ernste Predigt, sammelten eine sehr ernste Kollekte ein und bekamen beim Hinausgehen ernst die Hand geschüttelt. Innerlich schrie ich: „Nein, nein, ihr versteht das nicht! Es ist Jesus! Er ist wundervoll!" Ein paar Mal erzählte ich mein Zeugnis und sagte, wie enttäuscht ich war über die tote Kirche, die ich sah. Die Leute tätschelten mir nur den Kopf und sagten: „Du bist eben neu hier. Du wirst dich nach einiger Zeit schon daran gewöhnen."

Zu dieser Zeit machte ich meinen Abschluß – einen „Major" in Englisch und einen „Minor" in Geschichte. Was die Kirche betraf war ich total ernüchtert. Ich liebte Jesus immer noch und ehrte ihn als meinen Herrn, aber ich war desillusioniert, was das Christentum wie ich es kannte betraf. Eine Zeitlang engagierte ich mich in politischen Bewegungen und suchte nach etwas, wofür ich mich einsetzen konnte. Aber letztendlich wußte ich in meinem Herzen, daß politische Bewegungen niemals die Mißstände dieser Welt beseitigen würden.

Nachdem ich am Wayland College die Abschlußprüfung bestanden hatte, schrieb ich mich in der Technischen Universität Texas im etwa hundert Kilometer entfernten Lubbock ein. Mein Ziel war ein Doktor in englischer Literatur. Geld war, wie immer, ein Problem. Ich arbeitete in verschiedenen Teilzeitjobs, bevor ich es mir leisten konnte, einige Kurse zu belegen. Dann schränkte ich für ein Semester meine Arbeitsstunden ein und versuchte, einige Freistunden zum arbeiten herauszuschlagen. Es war ein zermürbender und langweiliger Lebensstil. Während einem dieser Zeitabschnitte trottete ich spät abends im strömenden Regen müde von der Bibliothek nach Hause.

**Das Auge des Sturms**

Ich war froh, ins Haus zu kommen, weg von diesem verhängnisvollen Wetter. Ich ließ meine Bücher und den Regenmantel in einem Haufen auf den Boden fallen und ließ dann mich selbst auf mein Hauptmöbelstück, die zerrissene Couch, fallen. Ich langte hinüber und stellte meinen winzigen tragbaren Schwarzweißfernseher an. Es war ein Sonderprogramm des Senders ABC. Die Sendung hieß „das Auge des Sturms". Ich war so müde. Ich wollte nur ein paar Minuten fernsehen, bevor der Tag für mich gelaufen war.

Plötzlich gingen alle Lichter aus. Der Fernseher wurde natürlich schwarz und ebenso mein ganzes Appartement. „Toll", murrte ich, „jetzt finde ich nicht einmal mehr den Weg zum Bett." Ich beschloß, auf der Couch liegenzubleiben., zumindest so lange bis der Strom wiederkam. Ich ließ mich nach hinten fallen und schloß die Augen. Auf einmal wurde ich von etwas, das genau wie eine Stimme klang, wachgerüttelt. „Steh auf!" sagte sie.

Anscheinend hörte ich schon Gespenster. Ich hatte wohl zu lange gearbeitet. Ich nahm an, daß ich wahrscheinlich eingeschlafen war und von einer Stimme geträumt hatte.

„Steh auf!"

Erschreckt fuhr ich hoch. Diesmal hatte ich bestimmt nicht geschlafen. Aber wer…? Ich sah über die eine Schulter, dann über die andere. Meine Augen hatten sich inzwischen an die Dunkelheit gewöhnt, aber da war niemand – zumindest niemand, den ich sehen konnte.

Es kam zum dritten Mal. Eine sehr klare, sehr ruhige Stimme, die in der Dunkelheit zu mir sprach. Wieder die beharrliche Botschaft:

„Steh auf!"

Ganz plötzlich fühlte ich, wie mich etwas – oder jemand? – von der Couch herunterstieß. Ich war jetzt hellwach! Was in aller Welt ging hier vor? Ich versuchte, Widerstand zu leisten, aber es hatte keinen Zweck. Ich fühlte, wie ich gestoßen wurde, bis ich hinter der Couch auf dem Boden lag. Da lag ich nun, hielt den oberen Teil der Couch umklammert, versuchte mich zu wehren und mich aufzurichten, aber nichts davon war mir möglich.

Dann passierte es. Ich hörte ein Geräusch als ob hundert Güterzüge durch den Vorgarten fahren würden, dann einen lauten Krach und fühlte einen plötzlichen stechenden Schmerz in meiner linken Hand.

Sechsundzwanzig Menschen wurden getötet und zweitausend verletzt durch den tödlichen Tornado, der Lubbock am elften Mai 1970 traf – viele von ihnen in genau dem Stadtteil, in dem ich lebte. Er wurde als einer der entsetzlichsten Tage der texanischen Geschichte angesehen. Das Tageslicht enthüllte Szenen totaler Verwüstung. Der Tornado hatte eine 13 Kilometer lange und zweieinhalb Kilometer breite Bresche geschlagen. Hunderte von Autos waren plattgedrückt worden. Hunderte von Häusern waren zerstört, tausende beschädigt, viele Menschen blieben ohne Zuhause. Viele der Orte, die mir so vertraut waren, waren nun nicht mehr als ein Trümmerhaufen.

In einem Stadtteil Lubbocks, der sich „Gandalupe" nennt, fanden Polizeibeamte eine geöffnete Bibel in den Trümmern. Der Wind hatte sie bei Psalm 83 geöffnet: „So verfolge sie mit deinem Wetter und mit deinem Sturmwind schrecke sie! ... damit sie erkennen, daß du allein – Herr ist dein Name! – der Höchste bist über die ganze Erde!" (Ps. 83,16 u. 19).

Als der Morgen kam entdeckte ich, daß der Krach, den ich gehört hatte, von einer Glasscheibe herrührte, die aus meiner Haustür herausgedrückt worden und wie eine tödliche Frisbeescheibe durch den Raum gesegelt war. Ich sah, daß ein ziemlich großes Stück davon immer noch in der Wand steckte, genau über dem Punkt, wo ich auf dem Boden gelegen hatte. Offensichtlich hatte es gerade das obere Ende der Couch gestreift und dabei in meine Hand geschnitten. Mit einem Frösteln erkannte ich, daß die Scheibe mich, hätte ich noch dort gesessen, unweigerlich geköpft hätte.

Ich dachte über die geheimnisvolle Stimme nach, die mir befohlen hatte aufzustehen und über die unsichtbare Kraft, die mich den ganzen Weg bis in Sicherheit gestoßen und mit mir gekämpft hatte. Ich hatte schon mal von Engeln gehört, aber niemand hatte mir je gesagt, daß ich erwarten könnte, einen zu treffen.

Es gab keinen Zweifel an dem, was passiert war. Seit diesem Tag habe ich eine Narbe neben dem ersten Fingerknöchel meiner linken Hand, wo mich dieses fliegende Stück Glas geschnitten hat – das Stück, das mich getötet hätte, wenn nicht der Herr einen Engel geschickt hätte, um mich zu beschützen. Sicher, zu dieser Zeit hatte ich die Kirche zum größten Teil aufgegeben, aber ich hatte nie Jesus aufgegeben. Offensichtlich hatte auch er mich nicht aufgegeben.

Kapitel 7

# „Kannst du meine Mutter heilen?"

Als ich die Hochschule besuchte, machten die anderen Studenten und ich oft Witze über die höhere Bildung: Größtenteils sei sie ein Prozeß, in dem man immer mehr immer weniger lernte. In meinem Fall fand ich dies wirklich bestätigt. Offensichtlich wurde ich in dieser Zeit zu einem echten Experten darin, einfache Dinge kompliziert zu machen. Ich strebte nach dem Doktortitel in der englischen Literatur.

Ich glaubte noch an Jesus, aber ich war von der Kirche enttäuscht und erlaubte meinem Christsein nicht, eine besonders wichtige Rolle in meinem täglichen Leben zu spielen. Ich war so sehr damit beschäftigt, Vorlesungen zu besuchen und das nötige Geld zum Leben zusammenzukratzen, daß ich weder Zeit noch Energie für irgend etwas anderes hatte.

**Ein geistlicher Tornado**

In dieser Situation erhielt ich einen Brief, der genau den gleichen Effekt auf meinen Geist hatte wie der Tornado von Lubbock auf die Stadt. Er war von meinem Bruder Krishna. Darin stand, daß meine Mutter offensichtlich an einer Form von Knochenkrebs erkrankt war und im Sterben lag.

Mutter lebte jetzt in London. Sie war 1968 mit dem Rest der Familie dorthin gezogen, als zivile Unruhen in vielen Teilen Ostafrikas das Leben schwierig und sogar gefährlich machten. Dies waren die Jahre, in denen viele frühere europäische Kolonien nach Unabhängigkeit strebten. Obwohl meine Eltern ursprünglich aus Indien stammten, hatten beide die britische Staatsbürgerschaft und britische Pässe erhalten. Für meine Mutter war es hart, die gewohnten Klänge Mombasas zu verlassen, nicht zu reden von den vielen Freuden, die sie dort hatte. Aber der Umzug nach London schien die weiseste Entscheidung zu sein.

Ich hatte sie natürlich nicht mehr gesehen, seit ich vor Jahren nach Amerika gegangen war. Am Telefon hatten wir nicht viel gesprochen; es war zu teuer. Wir tauschten gelegentliche Briefe aus. Selbst diese Art der Kommunikation hatte etwas Gekünsteltes, da Mutter sich noch immer nicht ganz mit dem Gedanken abgefunden hatte, daß ich meiner Herkunft entsagt hatte, ein Christ geworden und allein in die Vereinigten Staaten gegangen war.

Trotz alledem sind die Bande zwischen einer Mutter und ihrem Sohn stark und dauerhaft. Ich liebte sie immer noch herzlich und auch sie liebte mich. Nun war sie, wie mein Bruder sagte, unheilbar krank und hatte darum gebeten, mich noch ein letztes Mal zu sehen bevor sie starb.

Das Problem war, ich hatte kein Geld. Seit ich in den Vereinigten Staaten angekommen war, hatte ich nie mehr als gerade genug, um vom einen Tag zum anderen durchzukommen. Ich hatte am Tag meiner Landung in Amerika sieben Dollar in der Tasche gehabt. Am Tag als ich den Brief meines Bruders erhielt, besaß ich vierundzwanzig Dollar. Das ist kein großer Fortschritt in sieben Jahren!

Das Geld, das ich mit einer scheinbar endlosen Kette von Teilzeitjobs verdiente, brauchte ich für meine Ausbildung und die Miete. Ich aß in jenen Tagen viel Erdnußbutter und viele Eier. Eier waren billig und ich fand Dutzende von Möglichkeiten, sie zuzubereiten. In Anbetracht dieser Umstände war es undenkbar, ein Flugticket zu kaufen. Ich hatte weder Geld dafür noch gab es irgendeinen Weg, es in so kurzer Zeit zu beschaffen.

Es brach mir fast das Herz. Jedesmal wenn ich über den Brief meines Bruders nachdachte – und es schien als ob ich dies unaufhörlich tat – dachte ich an meine Mutter, die ich so viele Jahre nicht gesehen hatte. Vor meinem inneren Auge sah ich sie auf ihrem Krankenlager in London, ihre winzige Gestalt vom Krebs ausgezehrt. Ich stellte mir vor, wie ihre Lippen meinen Namen formten und mich riefen. Sie wußte, daß ihr Ende nahte und wollte ihren jüngsten Sohn nur noch einmal sehen.

Alles in mir wollte zu ihr gehen, ihr zur Seite eilen, sie ganz fest drücken und zu ihr sagen, wie sehr ich sie liebte. Ich sehnte mich danach, ihr von dem Einen zu erzählen, der sie sogar noch mehr liebte als ich es jemals konnte, von dem Einen, der selbst jetzt an ihrer Seite stand, sie zu sich rief, sich nach ihr sehnte und von ihr wollte, daß sie ihr Leben seiner liebenden Herrschaft übergab.

Ich erinnerte mich an das Gesicht Jesu, wie ich es Jahre zuvor so deutlich gesehen hatte, an jenem Samstagabend in meinem Zimmer in Kenia, als sich der Herr mir geoffenbart hatte. Ich erinnerte mich an seine Augen – die Augen, die ausgesehen hatten, als hätten sie jede Träne geweint, die jemals auf der Erde geweint wurde. Ich wußte, daß Jesus jetzt Erbarmen für sie empfand.

Ich dachte an all diese Dinge und weinte. Ich weinte tagelang. Ich saß in der Vorlesung und der Professor fragte etwas und rief mich auf. Ich stand auf und sagte: „Ja, also äh…“ und brach dann ganz plötzlich in Tränen aus. Ich wurde einfach vom Kummer über meine Mutter überwältigt und von der Frustration, daß ich unfähig war, ihr zu helfen oder wenigstens zu ihr zu gehen und bei ihr zu sein. Ich merkte, daß ich mit meinem Latein am Ende war. Ich war am Ende meiner Energien, am Ende meiner menschlichen Möglichkeiten angelangt. Ich hatte nichts, worauf ich mich aus eigener Kraft oder von meinem eigenen Geld hätte stützen können. Ich konnte weder mir noch anderen helfen. Ich erkannte nicht, daß es Gott war, der mich zerbrach, so daß er mich mit seiner Liebe füllen konnte.

**Noch ein Stück vom Paradies**

So ging es drei Tage lang. Am Ende des dritten Tages kam ich nach Hause, ließ mich in meinem kleinen Apartment aufs Bett fallen und weinte mich in den Schlaf.

Plötzlich befand ich mich am selben Ort, den ich in jener Nacht in Mombasa viele Jahre zuvor „im Geist besucht“ hatte. Alles war genauso wie damals: Der Weg aus glänzendem Gold, der lebendige Fluß, die erstaunliche Musik, die leuchtenden Farben.

Wieder sah ich Jesus. Dieses Mal kniete ich vor ihm, die Hände vor der Brust gefaltet, und starrte in diese unendlich mitfühlenden, unendlich frohen Augen. Er streckte beide Arme aus und legte seine Hände auf meine Schultern. Während er das tat, begann ich zu singen. Ich wußte nicht, was ich da sang. Ich erkannte weder die Melodie noch den Text. Ich sang einfach nur. Ich wußte, daß es seine Berührung auf meiner Schulter war, die dieses Singen in mich hineingelegt hatte.

Als ich aufwachte, lag ich mit gefalteten Händen auf dem Bett. Ich betete. Ich war noch nie in dieser Position aufgewacht. Ich stand auf. Die Erinnerung an meine Begegnung mit Jesus war noch frisch. Ich fühlte mich, als ob ich einfach beten *mußte*. So begann ich und sagte einfach: „Jesus…"

Weiter kam ich nicht. Ganz plötzlich flog meine Zimmertür auf. Etwas, das sich wie ein starker Windstoß anfühlte, strömte ins Zimmer hinein. Es verschlug mir für einen Moment den Atem.

Dann begann etwas sehr Seltsames in meinem Inneren zu passieren. Es begann als eine Art Kribbeln im Magen – wie die „Schmetterlinge", die man wenn man nervös oder aufgeregt ist fühlt – aber dies hier war anders. Es fühlte sich an wie Wasser, das hochsprudelte, als gäbe es da eine Art verborgene Quelle tief in meinem Sein, die dabei war, lebendig zu werden. Es wurde stärker und stärker und sprudelte wie ein Bach. Es war ungewöhnlich, wundervoll und beängstigend zugleich.

Innerhalb weniger Minuten fühlte ich mich als ob dieses Etwas – was es auch immer war –, das in mit strömte nun aus mir herausströmen wollte. Ich versuchte, es zurückzuhalten, aber ich konnte nicht. Ich fühlte mich, als würde ich explodieren, wenn ich es nicht herausließe. Ich öffnete den Mund. Als ich das tat, floß ein Lied aus mir heraus, ein schönes Lied, ein Lied, das ich nur ein einziges Mal zuvor gehört hatte: Heute Abend in dem Moment, als ich vor Jesus gekniet und in seine Augen gestarrt und die Berührung seiner Hände auf meinen Schultern gespürt hatte.

Trotzdem erkannte ich weder die Melodie noch hatte ich jemals den Text gehört. Tatsächlich hatte ich überhaupt noch nie solche Worte gehört. Ich war mit einer Menge Sprachen vertraut. Ich konnte natürlich Englisch sprechen und war mit Swahili, der Hauptsprache Ostafrikas und mit Gujarati, dem indischen Dialekt, der im hinduistischen Sektor Mombasas gesprochen wurde, aufgewachsen. Ich sprach auch etwas Hindi, etwas Urdu und auch ein wenig Deutsch. Die Worte, die ich jetzt sang stammten jedoch aus keiner dieser Sprachen.

Welche Sprache das auch immer war, die ich jetzt sprach, ich sprach sie absolut fließend! Sie schien förmlich aus mir herauszuströmen. Ich sang aus Leibeskräften. Je mehr ich sang, desto mehr schien dieses seltsam sprudelnde Gefühl zu wachsen und je mehr es wuchs, desto mehr wollte ich singen.

Der intellektuellen Seite von mir war das, was da passierte peinlich. Hier war ich, ein erwachsener Mann, ein Student und quasselte in einer Sprache, die ich noch nicht einmal kannte. Ich fing an, mit mir selbst zu diskutieren, als ob ich aus zwei verschiedenen Personen bestünde. „Das ist unheimlich", dachte ich. *„Ja, aber es ist so schön"*. „Was ist, wenn jemand vorbeikommt und mich so reden hört? Die werden denken, ich bin verrückt geworden." *„Mir ist egal, was andere denken. Dies ist wundervoll. Ich möchte, daß es nie aufhört."* „Ich muß jetzt wirklich damit aufhören!" *„Okay, Okay, ich singe nur noch fünf Minuten und dann höre ich auf."*

„Fünf Minuten noch", dachte ich. Als ich das nächste Mal auf meine Armbanduhr sah, entdeckte ich, daß ich nun schon eine Stunde und zwanzig Minuten auf diese Weise aus voller Kehle sang. Ich war in Ekstase. Ich liebte Jesus mehr als je zuvor. Ich wußte, daß er lebt. Ich *wußte* es einfach.

Ich zerbrach mir jedoch über diese ganze Sache ziemlich den Kopf. Was mir passiert war, war wundervoll, aber was war das gewesen? Ich hatte nie von etwas dergleichen gehört.

In einem meiner Seminare an der Technischen Universität von Texas war eine katholische Nonne. Sie hieß Schwester Marsha. Vielleicht konnte sie mir helfen, zu verstehen, was mir passiert war.

Am nächsten Tag ging ich extra früh zum Seminar. Schwester Marsha war schon dort, saß an ihrem Tisch und las ein Buch. Verlegen näherte ich mich ihr und fragte, ob ich einen Augenblick mit ihr sprechen könnte. Ich begann ihr zu erklären, was passiert war; wie ich gesehen hatte, daß Jesus seine Hände auf meine Schultern gelegt hatte, das merkwürdig sprudelnde Gefühl, das unkontrollierbare Singen. Zum Schluß sagte ich „Nun, das war's also. Was denkst du darüber? Bin ich dabei verrückt zu werden?"

Schwester Marshas Augen wahren während meiner Erzählung größer und größer geworden. Jetzt sprang sie von ihrem Platz auf und begann, auf und ab zu hüpfen. Dabei klatschte sie begeistert in die Hände: „Oh, preis dem Herrn, preis dem Herrn!" schrie sie. „Mahesh, du bist im Heiligen Geist getauft worden!" Ich hatte nicht die geringste Ahnung, wovon sie sprach. Ich hatte noch nie zuvor gehört, wie jemand den Ausdruck „getauft im Heiligen Geist" gebraucht hatte. Natürlich hatte ich vom Heiligen Geist gehört. Ich wußte, daß er eine der drei Personen der Dreieinigkeit war und daß er bei der Schöpfung eine wichtige Rolle gespielt hatte. Ich wußte, daß Jesus ihn von Zeit zu Zeit in den Evangelien erwähnte und daß er nach dem Tod und der Auferstehung und Himmelfahrt Jesu das Leben seiner Nachfolger kraftvoll verändert hatte.

Ich hatte die Geschichte von Pfingsten in Apostelgeschichte 2 gelesen: Das Geräusch eines heftigen Windes, die Feuerzungen, das Sprechen in fremden Sprachen. Aber mir wäre nie eingefallen, daß das, was damals passierte, irgend etwas mit dem zu tun haben könnte, was in der heutigen Zeit geschieht. Tatsächlich wurde mir ziemlich nachdrücklich gesagt, daß das, was damals passierte, jetzt eben nicht mehr geschehen würde.

Trotzdem, laut Schwester Marsha passierte es heute doch noch! Der Heilige Geist komme immer noch zu Menschen, genau wie er es in Apostelgeschichte 2 getan hatte und es zeigten sich die selben Auswirkungen: Eine lebendige Erfahrung der Realität Gottes, eine neue Ausgießung von geistlicher Kraft und die seltsame und wundervolle Fähigkeit, „in anderen Sprachen zu reden, wie der Geist ihnen gab auszusprechen" (Apostelgeschichte 2,4). Die Sprache, in der ich an jenem Tag in meinem Appartement so überfließend über eine Stunde lang gesungen hatte, war laut Schwester Marsha meine persönliche Gebetssprache, die nur dem Herrn und mir bekannt war.

In den nächsten paar Wochen begann ich, abendliche Gebetstreffen in Lubbock und Umgebung zu besuchen, wo ich Dutzende von Leuten traf, die auch die Erfahrung gemacht hatten, „im

Heiligen Geist getauft" worden zu sein. Sie erzählten mir mehr über Pfingsten und die *Charismen* oder „Geistesgaben".

Ich fühlte mich wie im Himmel. Eines der wichtigsten Dinge, die ich bemerkte war, daß die Bibel lebendig wurde. Ich war in den letzten paar Jahren kein besonders beständiger Bibelleser gewesen, aber jetzt konnte ich nicht genug bekommen von der Bibel. Die Worte der Schrift schienen aus den Seiten herauszuspringen und sich tief in mein Bewußtsein einzubrennen.

Eines Tages las ich im Hebräerbrief und kam zum Kapitel dreizehn. Meine Aufmerksamkeit wurde auf Vers acht gelenkt: „Jesus Christus ist Derselbe gestern, heute und in Ewigkeit." Ich starrte die Worte an und drehte sie wieder und wieder in meinem Kopf. Tief in mir fühlte ich das vertraute „sprudelnde" Gefühl. Was wollte mir der Heilige Geit sagen?

**Jesus kann heilen und er tut es auch**

„Jesus Christus ist Derselbe gestern, heute und in Ewigkeit." Ich erkannte, daß der Jesus, der vor zweitausend Jahren gelebt hatte, heute noch lebte und sich in der ganzen Zeit kein bißchen verändert hatte. Alles, was er damals getan hatte, würde er auch heute noch tun, wie z.B. Sünden vergeben, die Unterdrückten aufrichten, die Hungrigen speisen, die Kranken heilen.

*Die Kranken heilen.* Der plötzliche Gedanke nahm mir den Atem. Jesus hatte immer die Kranken geheilt, sogar solche, die dem, Tod nahe gewesen waren. In den Evangelien wurde berichtet, daß zu manchen Zeiten ganze Städte zu ihm kamen und alle Kranken zu ihm brachten und jeder Einzelne von ihnen geheilt wurde. Konnte es möglich sein, daß er dies heute immer noch tat? Konnte es möglich sein, daß er sogar...?

Ich schluckte. „Herr", sagte ich, „kannst du...meine Mutter heilen?"

Sofort fühlte ich seine Antwort, wie eine ruhige leise Stimme tief in mir drin: „Bete für sie."

Bete für sie? Aber wie? „Herr", sagte ich, „wie kann ich denn für sie beten? Sie ist in London und ich in Texas."

„In meinem Geist gibt es keine Entfernung", schien der Herr zu sagen. „Bete für deine Mutter. Bitte mich, sie zu heilen."

Ich hatte noch nie zuvor so etwas getan. Ich wußte nicht, was ich sagen sollte. So sagte ich einfach „Herr, bitte heile meine Mutter.“ Es war wohl nicht das bestformulierteste Gebet, das je gesprochen wurde, aber es war alles, was ich in diesem Moment zustande brachte.

Offensichtlich war es gut genug für den Heiligen Geist. Ungefähr zwei Wochen später bekam ich noch einen Brief von meinem Bruder. Unsere Mutter hatte sich, wie er sagte erstaunlicherweise von ihrer Krankheit erholt. Die Ärzte konnten in ihrem Körper nicht mehr die geringste Spur einer Krankheit finden. All das passierte 1972. Meine Mutter lebt heute noch und ist wohl auf in ihren Siebzigern.

Zu dieser Zeit wußte weder meine Mutter noch ein anderes Familienmitglied, wie sie die plötzliche Genesung meiner Mutter erklären sollten. – Aber ich wußte, was passiert war. Der Herr hatte sie geheilt durch die Kraft seines Geistes, die durch mein Gebet freigesetzt worden war. Nicht lange danach lernte auch meine Mutter den Herrn kennen, der sie so sehr geliebt hatte, daß er sie von ihren Leiden geheilt und ihr Leben gerettet hatte. Sie nahm Jesus als ihren Herrn und Retter an.

Dadurch daß er mich im Heiligen Geist getauft und dazu veranlaßt hatte, für meine Mutter zu beten, hatte mich der Herr aus einer Art geistlichem Schlaf aufgeweckt. Obwohl ich es zu dieser Zeit noch nicht erkannte, hatte er eine neue Tür für mich geöffnet. In den nächsten Tagen begann er, mich durch diese Tür in eine neue unvorstellbare Dimension des Lebens im Geist zu führen.

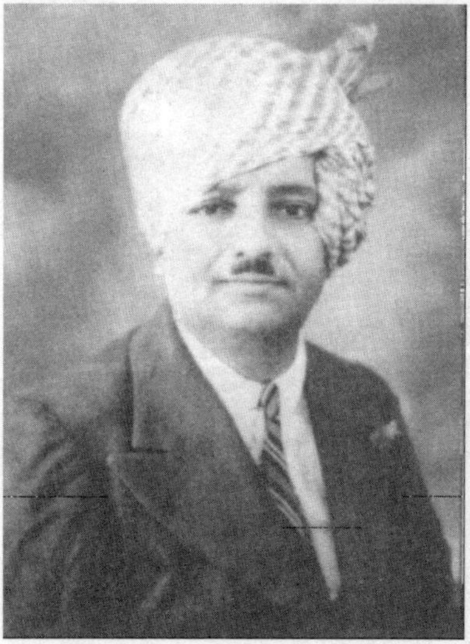

Maheshs Vater, Kashaylal Chavda, fällt auf durch ein beeindruckendes Gesicht unter seinem königlichen Turban, den er gemäß der Tradition seiner Vorfahren, der Rajput „Königssöhne“, trägt.

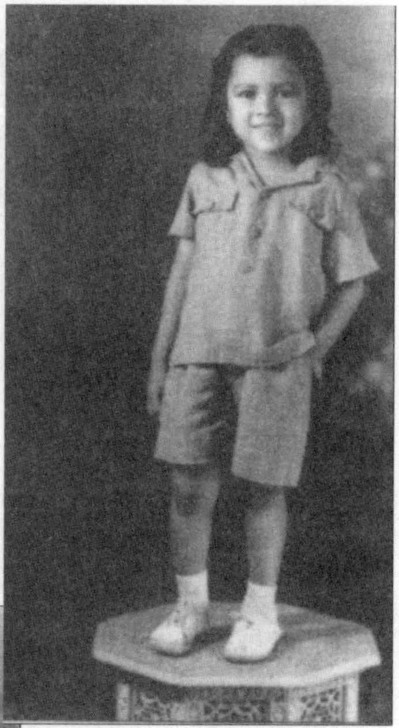

Mahesh mit vier Jahren, hier mit langen Haaren. Er erhielt seinen ersten Haarschnitt entsprechend der Rajput-Tradition im Alter von fünf Jahren in seinem Elternhaus in Indien.

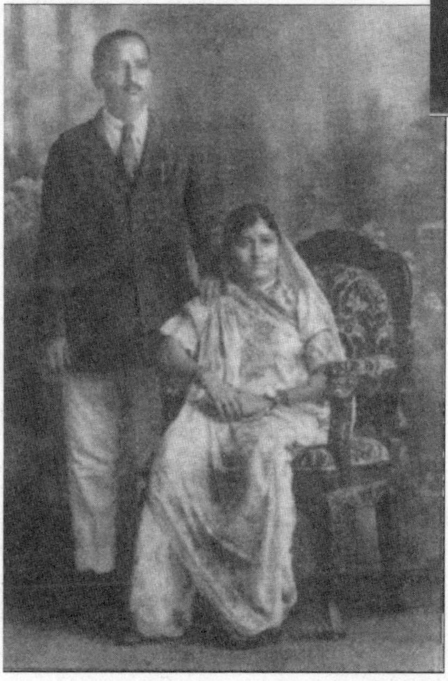

Kashavlal und Laxmiben Chavda, Maheshs Eltern, auf ihrem Hochzeitsfoto. Bei ihrer Hochzeit, die entsprechend der hinduistischen Tradition arrangiert wurde, war Kashavlal dreißig und Laxmiben fünfzehn Jahre alt.

Ein ernsthafter Schüler während seiner ganzen Schulzeit. Mahesh erhält mit vierzehn eine seiner vielen Leistungsauszeichnungen.

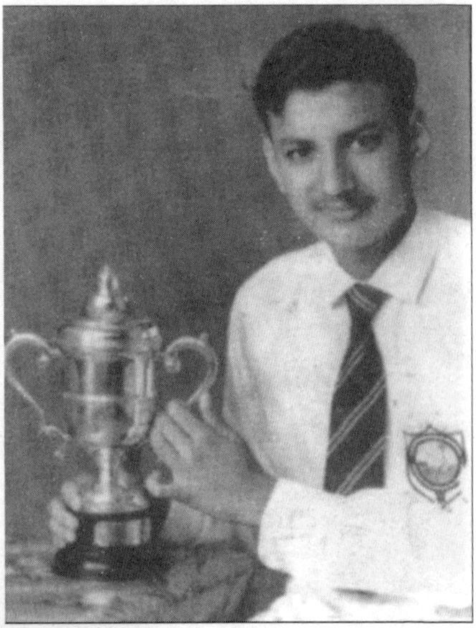

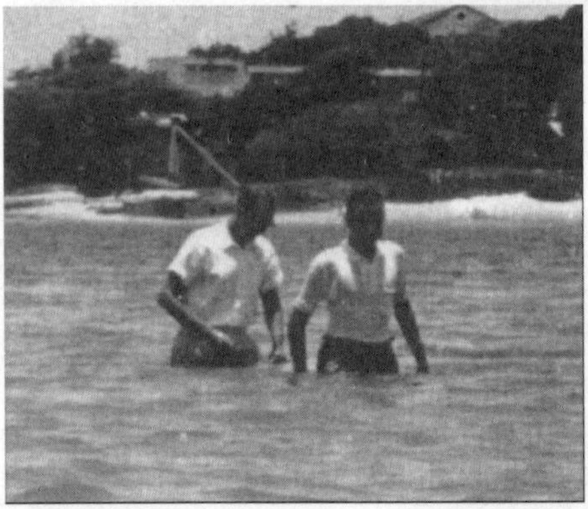

Als Konsequenz seines neugefundenen Glaubens an Jesus wird Mahesh mit sechzehn von einem Missionar am Nyali Strand in Mombasa in Kenia getauft.

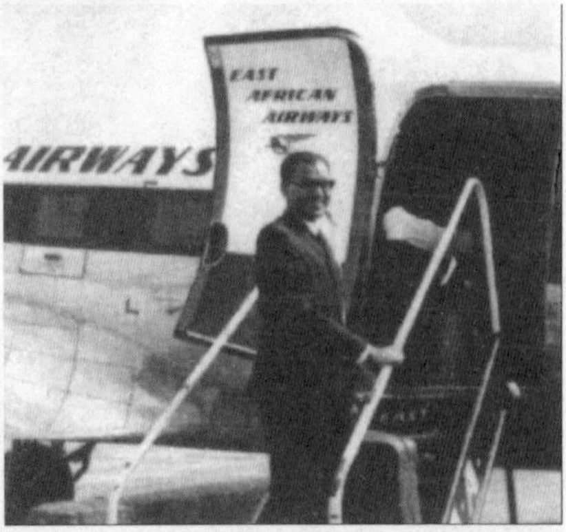


Mit achtzehn läßt Mahesh seine Familie und sein Heimatland Kenia hinter sich, um an der Wayland Baptist University in Plainview in Texas zu studieren.

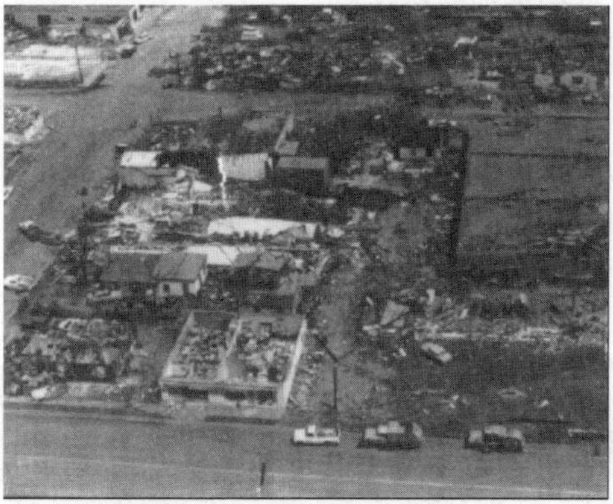



Eine Luftaufnahme der Zerstörung, die der berüchtigte Tornado hinterließ, der Lubbock (Texas) am elften Mai 1970 getroffen hat. Wohnungskomplexe, Geschäfte und Einfamilienhäuser ohne Dächer, teilweise eingestürzte oder völlig zerstörte Gebäude und haufenweise Schutt auf leeren Stellen erzählen die Geschichte dieser Nacht des Terrors, in der sechsundzwanzig Personen das Leben verloren und mindestens zweitausend verletzt wurden.

Mit schweren Baumaschinen wird die Stadt Lubbock nach dem Tornado am elften Mai ausgegraben. Mahesh, der zu dieser Zeit in Lubbock lebte, mußte die Glasplatte in seiner Haustür reparieren. Während des Tornadounglücks schnitt die ganze Platte durch den oberen Teil der Couch, auf der er noch wenige Augenblicke zuvor gesessen hatte. Eine Stimme sagte zu ihm: „Steh auf!“ Mahesh glaubt bestimmt, daß er von einem Engel besucht wurde.

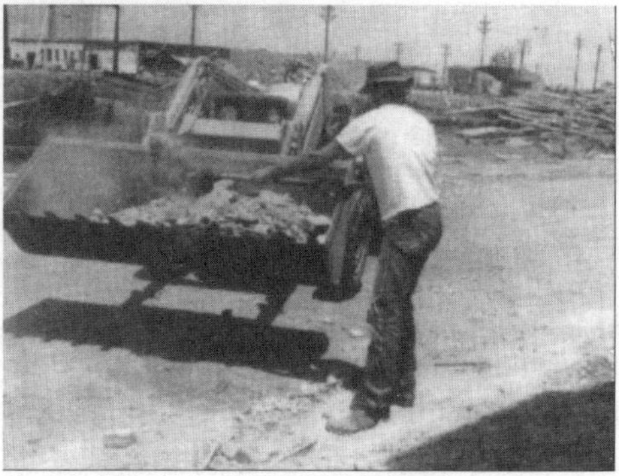



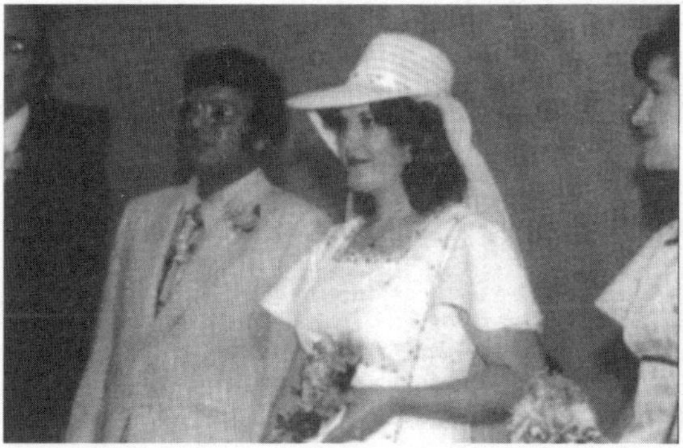

„Wer eine Frau gefunden hat, hat etwas Gutes gefunden.“ Mahesh ist Pastor, dreißig Jahre alt und heiratet am achtzehnten Juli 1976 Bonnie Elkins, die Tochter eines Ranchers, in der Interfaith Church in Levelland in Texas.

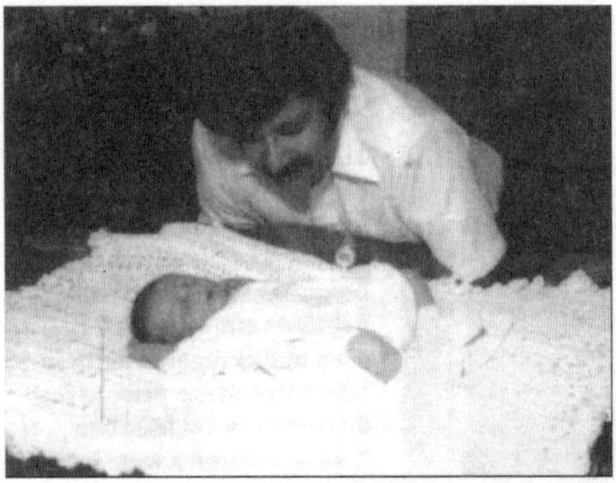

Der stolze Papa und sein zwei Wochen alter, scheinbar gesunder Erstgeborener Benjamin. Benjamin war gerade dem Herrn geweiht worden. Am nächsten Morgen würde er schnellstens in die Notfallaufnahme eines Krankenhauses gebracht werden und ein fünfmonatiger Kampf ums Überleben würde beginnen, ein Kampf gegen einen Geburtsfehler, der einen Nierenkollaps herbeizuführen drohte und sein Leben in Gefahr brachte.

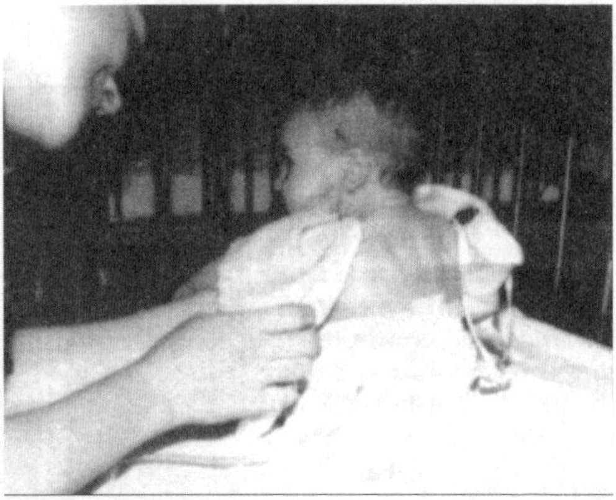

Benjamin, etwa einen Monat alt. Das Foto zeigt ihn, nachdem er mehrere Operationen hinter sich hatte, mit Verbänden und hervorstehenden Schläuchen, die dazu dienten, seine kleinen Nieren zu leeren. Die Schläuche blieben noch dort, bis Benjamin sieben Monate alt war.

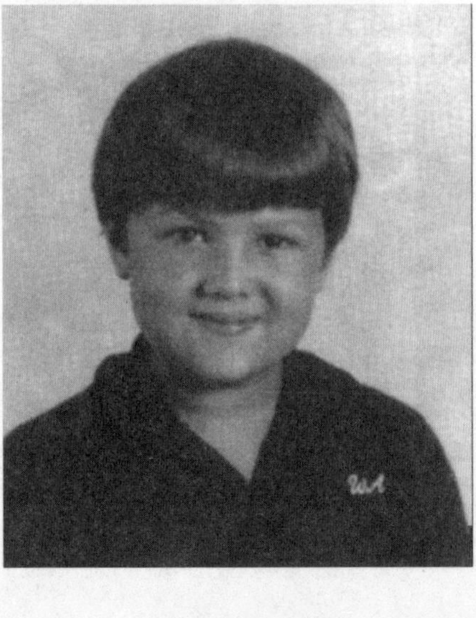

Stark und gesund mit wiederhergestellten Nieren. Benjamin mit neun Jahren in seiner Schuluniform.

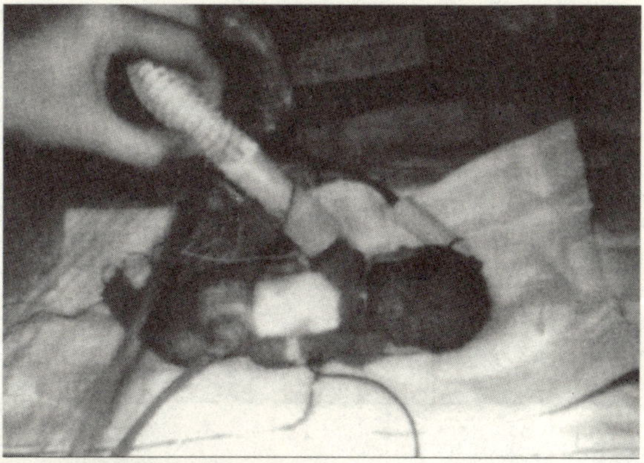

Aaron Chavda zwei Wochen nach der Frühgeburt. Er wog nur 680 Gramm. Bei seiner Geburt, die fünfzehn Wochen zu früh war, gab Aaron drei leise „miaus“ von sich, wie ein neugeborenes Kätzchen.

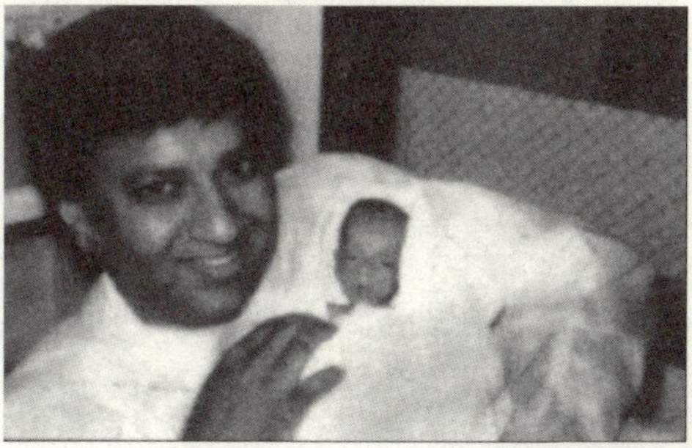

Mahesh kommt aus Afrika zurück, wo soeben Katshinyi auferweckt worden war und stellt fest, daß sein eigener kleiner Sohn Aaron noch am Leben ist und ständig Fortschritte macht. Aaron ist hier immer noch auf der Intensivstation für Neugeborene im Plantation General Hospital in Fort Lauderdale in Florida. Er war zwei Monate alt.

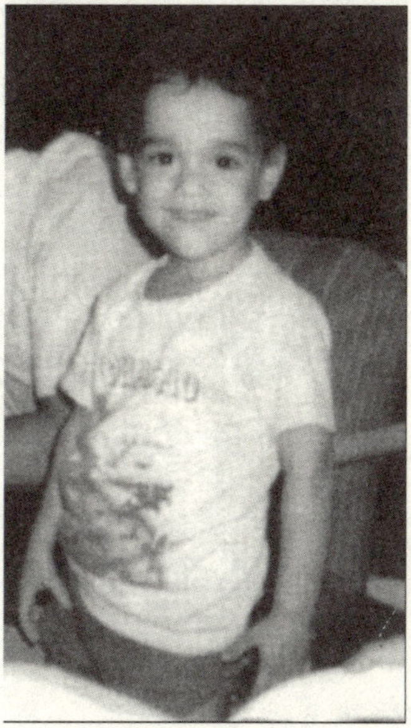

Mit drei Jahren spielt ein glücklicher und gesunder Aaron vor seinem Zuhause in Fort Lauderdale.

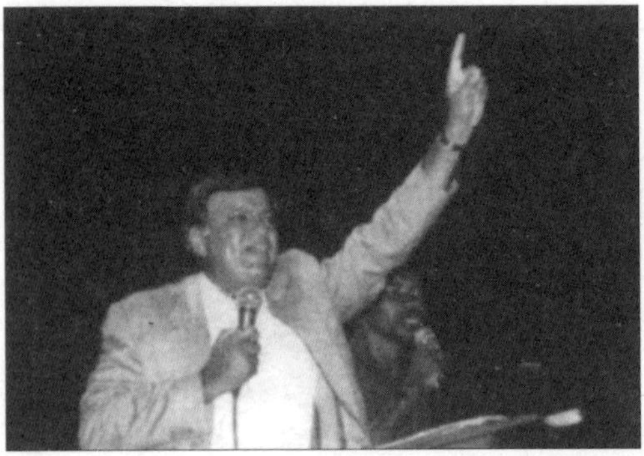

Mahesh bei der Leidenschaft seines Lebens: Er verkündigt Tausenden das Evangelium in Afrika. Hier predigt er über das Blut Jesu. Mahesh glaubt, daß nach der Bibel Zeichen und Wunder der Predigt des Evangeliums folgen sollen.

„Kranken sollt ihr die Hände auflegen und sie werden gesund werden..." Ein Teil seiner Kampagnen besteht darin, ganztägige Heilungsdienste abzuhalten, bei denen Mahesh den Kranken dient, indem er ihnen die Hände auflegt. Die Menschen, die mit jeder Art von Gebrechen kommen, sitzen hier in Reihen auf dem Boden. Mahesh legt bei diesen Diensten der Reihe nach jedem die Hände auf und hat dabei sogar schon für siebzehntausend Menschen an einem einzigen Tag gebetet.

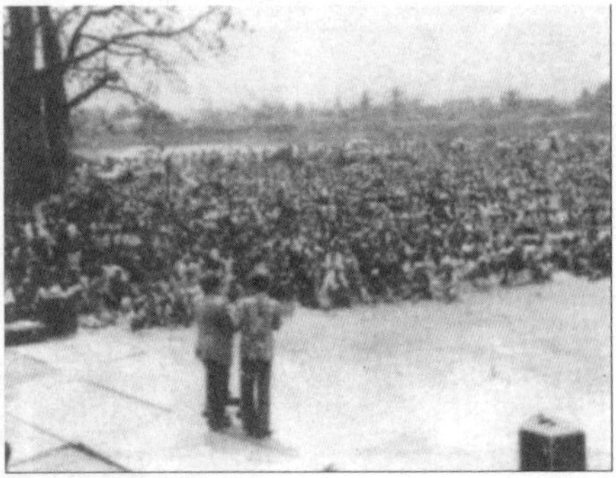

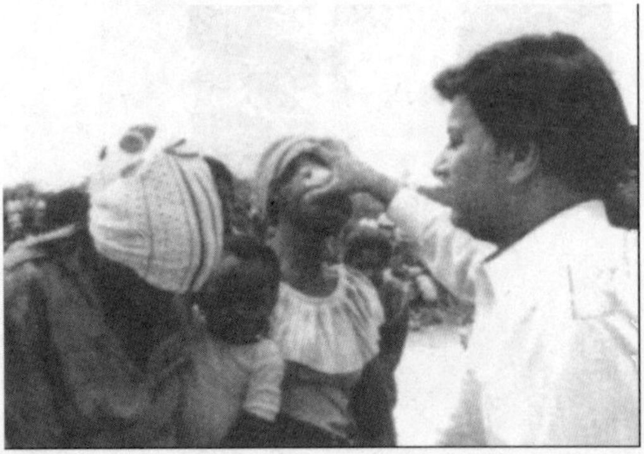

Eine Nahaufnahme von Mahesh bei einem ganztägigen Heilungsdienst.

Mahesh machte dieses Foto von einer sechzigjährigen Frau, die blind geboren worden war und während einer Kampagne in Pakistan alleine saß. Er spürte starkes Mitleid mit ihr, denn sie verkörperte für ihn den Zustand der Völker: Im Dunkeln sitzend und auf das Licht Christi wartend.

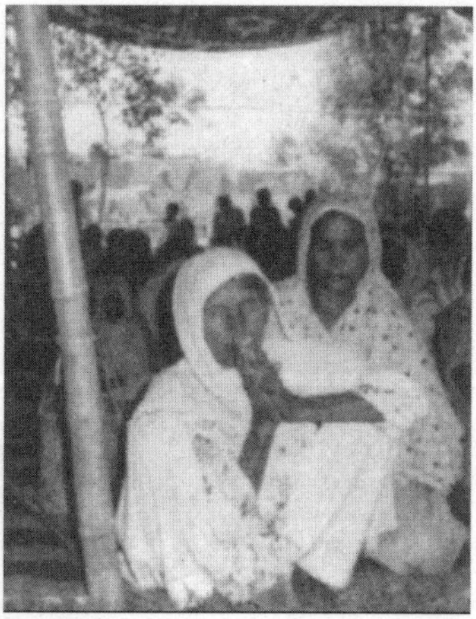

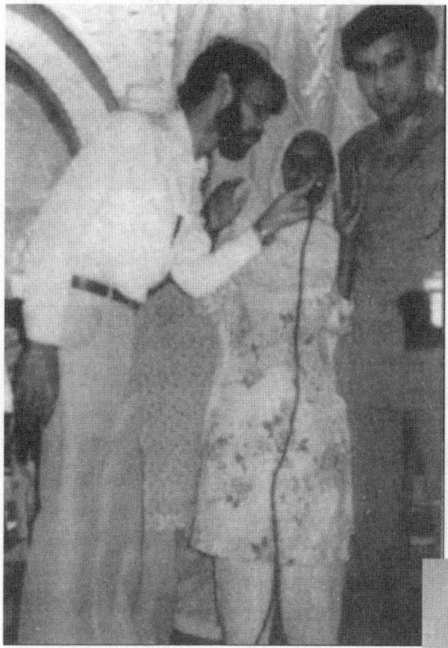

Am Ende seiner Botschaft an jenem Abend sagte Mahesh: „Herr Jesus, zeige diesen Menschen jetzt, daß die Botschaft des Evangeliums wahr ist." Wenige Augenblicke danach kam aus dem Dunkeln die selbe blinde Frau, aber jetzt konnte sie klar sehen. Sie bezeugte, daß sie während Mahesh sprach plötzlich einen strahlenden Lichtblitz gesehen hatte und ihre Augen geöffnet wurden, so daß sie sehen konnte.

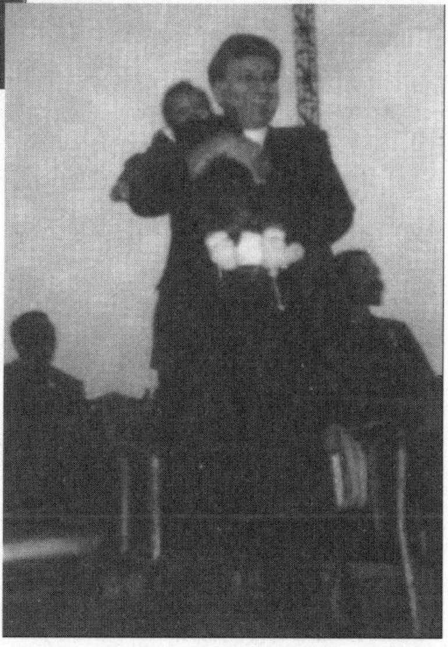

Mahesh hält eines von hunderten von Kindern empor, die früher unfruchtbaren Müttern nach einem Gebet um Heilung geboren wurden. Dieses Baby wurde „Mahesh Moke" (kleiner Mahesh) genannt, um Gott die Ehre darüber zu geben, daß er seinen Diener gesandt hatte, um die Eltern dieses Kindes zu segnen.

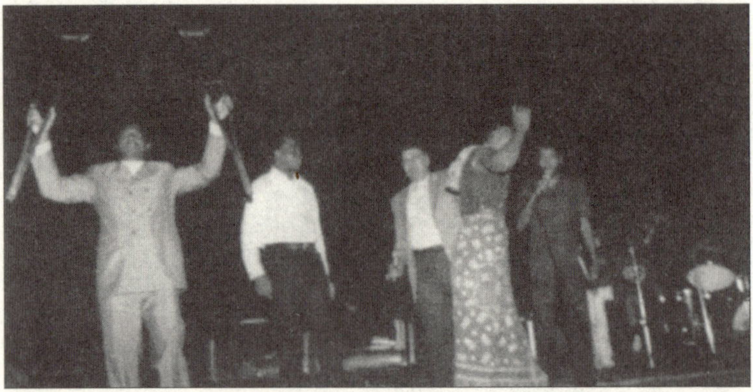

„Geht hin und verkündet, was ihr gesehen und gehört habt: daß Blinde sehend werden, Lahme gehen, Aussätzige gereinigt werden, Taube hören, Tote auferweckt werden, Armen gute Botschaft verkündigt wird.“ Eine vorher lahme Frau in Zaire geht ohne ihre Krücken.

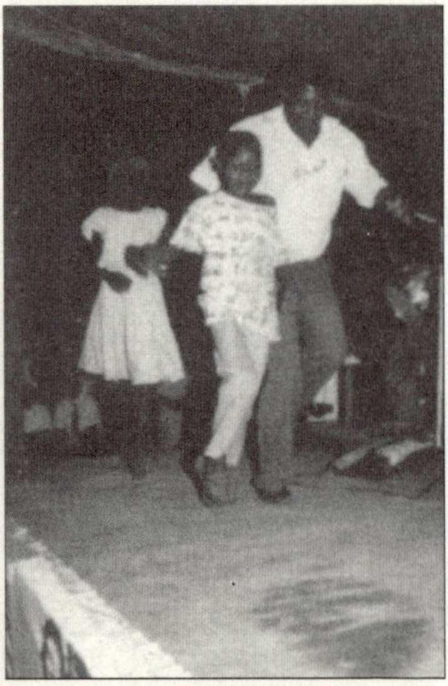

Ein junges Mädchen bringt ihren vorher lahmen Bruder auf die Bühne, der während der Kampagne in Kamerun geheilt wurde. Hier wird er gezeigt, wie er mit einem der örtlichen Pastoren auf der Bühne herumrennt.

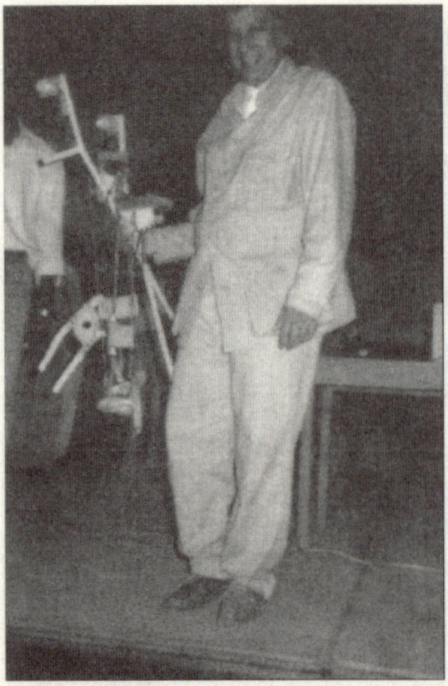

Schienen und Krücken, die während einer Kampagne im Busch Zambias zurückgelassen wurden.

Mulamba Manikai hält seinen Sohn Katshinyi auf dem Arm. Der Junge war an zerebraler Malaria gestorben und vier Tage bevor dieses Foto aufgenommen wurde von den Toten auferweckt worden.

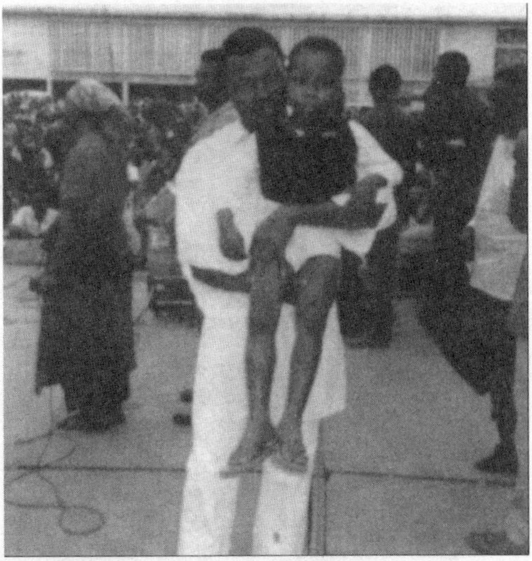

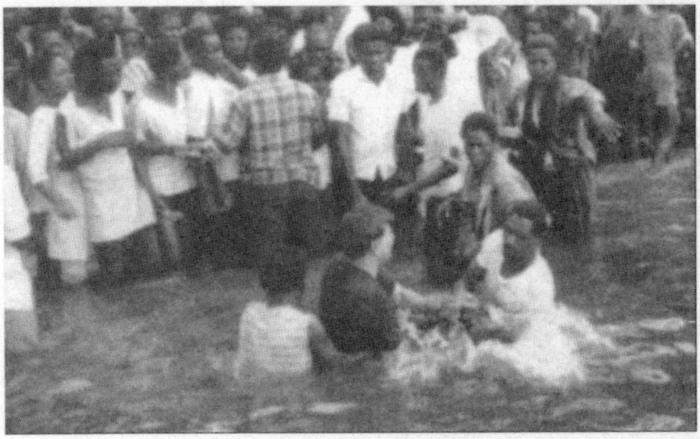

„Und es wurden dreitausend Seelen hinzugetan..." Örtliche Pastoren helfen Mahesh während der Kampagne 1987 dabei, dreitausend Menschen an einem Tag im Zaire Fluß zu taufen.

Etwa eine halbe Million Menschen in der ganzen Welt haben durch Mahesh Chavda Ministries während Kampagnen wie dieser in Kisangani in Zaire Jesus als Herrn und Retter angenommen.

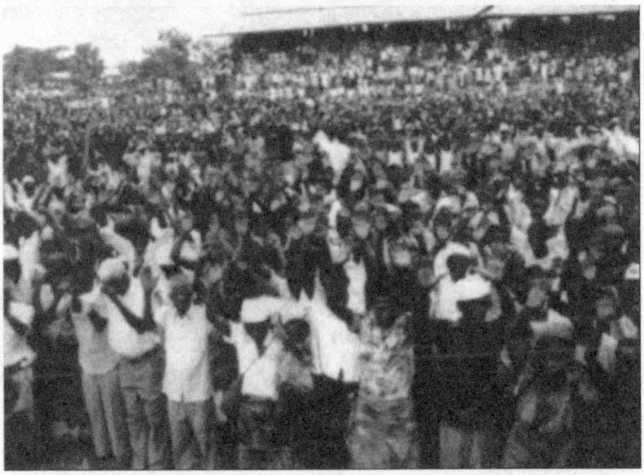

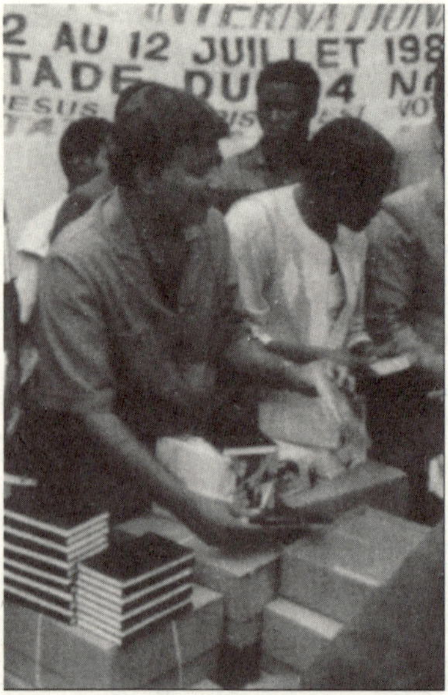


Mahesh hatte dadurch zu Jesus gefunden, daß ihm ein Missionar eine Bibel schenkte. Hier verteilt Mahesh kostenlose Bibeln an Neubekehrte und andere, die keine eigene Bibel haben.

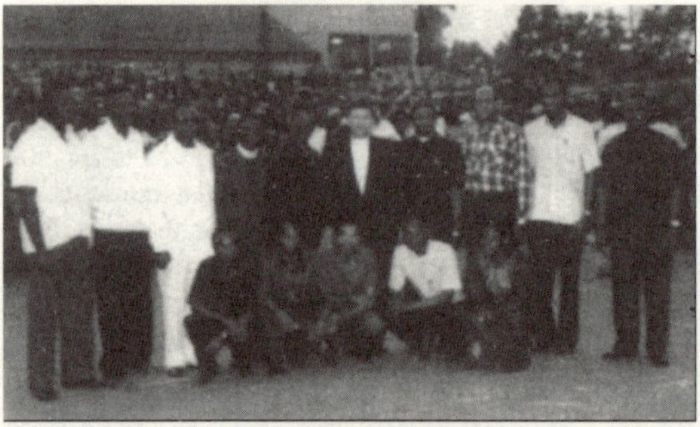

Das Afrika Team, bestehend aus örtlichen Pastoren, Geschäftsleuten und drei Mitgliedern der Mahesh Chavda Ministries Branch 'D Afrique, „dem afrikanischen Zweig“. Dieses Foto wurde während der Kampagne in Kinshasa 1990 aufgenommen.

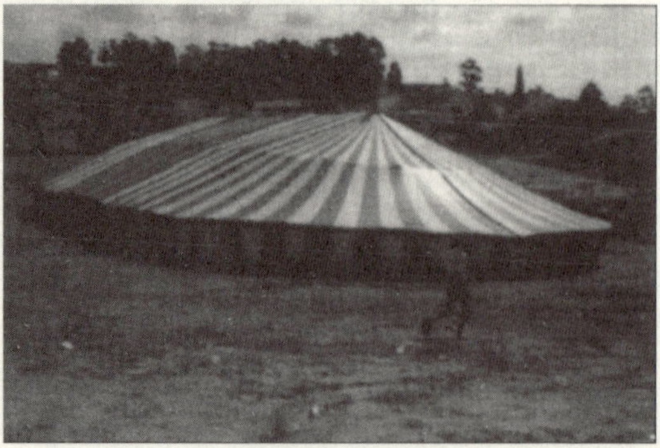

Auf einem Platz, der sich zwischen dem größten hinduistischen Tempel der südlichen Hemisphäre und dem Rajput Zentrum von Chatworth befand, verkündete Mahesh 1990 in diesem Zwölftausend-Mann-Zelt in Durban in Südafrika das Evangelium.

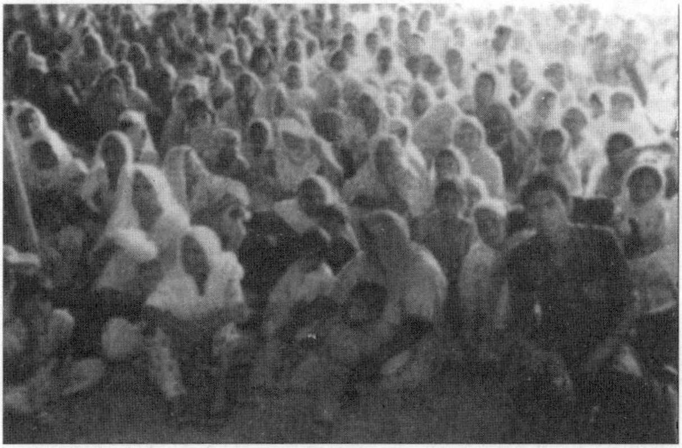

Moslemische und hinduistische Pakistanis hören zu, als Mahesh in Karachi das Evangelium predigt.

Mahesh betet über einer großen Menschenmenge beim Milagros (Wunder)-Einsatz 1988 in San Jose, Costa Rica.

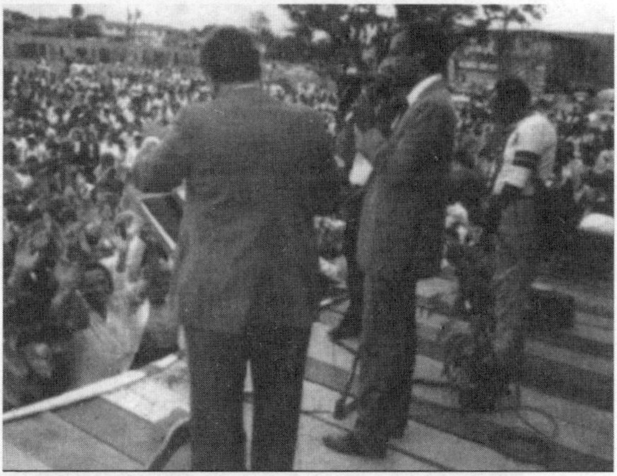

Mahesh leitet in Zagreb, Jugoslawien Hunderte darin, die Taufe im Heiligen Geist zu empfangen.

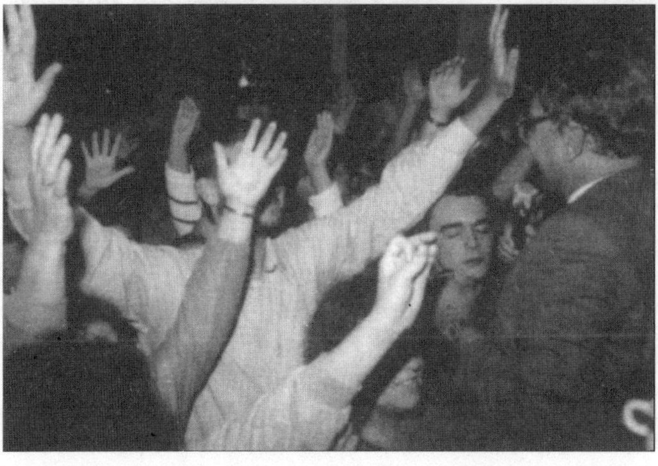

Pastor Kabanga, der Vizepräsident der Assemblies of God in Zaire verbrennt ein Bündel mit Talismännern und Zaubergegenständen, die von Einzelnen nach vorne gebracht worden waren, die während der Kampagne in Kinshasa 1989 der Zauberei entsagt und Christus angenommen hatten.

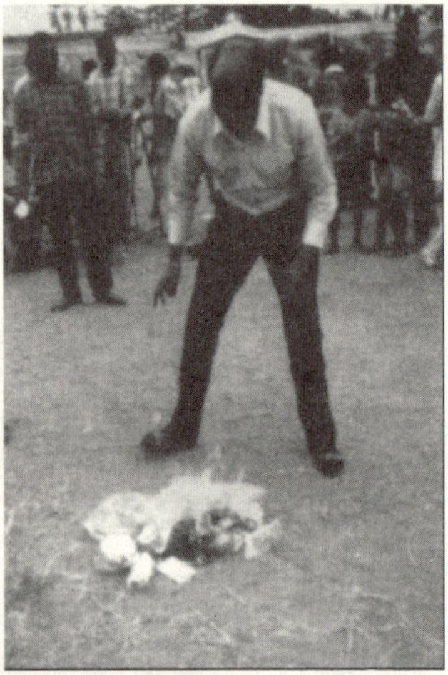

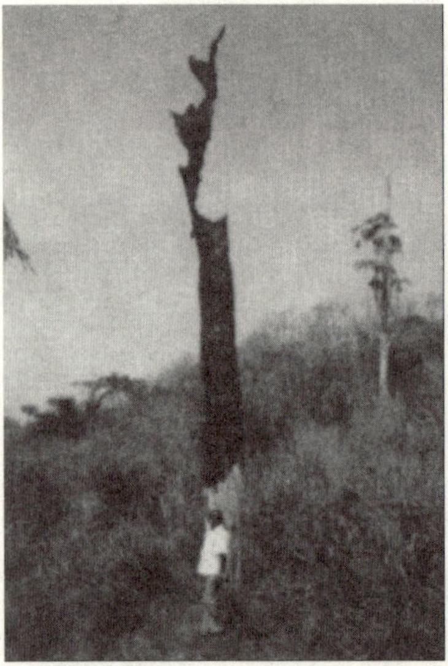

Pastor M'Poi Muambi steht am „Baum der Zauberer" in Kananga, Zaire. Was heute nur noch ein verkohlter Stumpf ist war einst ein riesiger Baum mit einer Spannweite von fünfhundert Metern. Zauberer der ganzen Region versammelten sich dort, um zu zaubern und buchstäblich um menschliche Leben zu handeln.

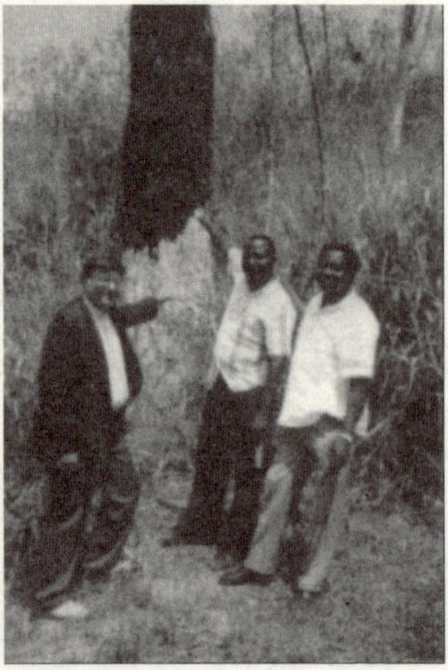

Mahesh und örtliche Pastoren bestätigen, daß der Baum vom Gipfel nach unten verbrannt wurde.
Augenzeugen bezeugen, daß ein Feuerstrom während der letzten Abendveranstaltung 1986 aus der Richtung des Platzes der Kampagne durch den Himmel kam. Das Feuer erfaßte den Wipfel des Baums, breitete sich aus und verzehrte fast den ganzen Baum. Es brannte drei Tage lang.

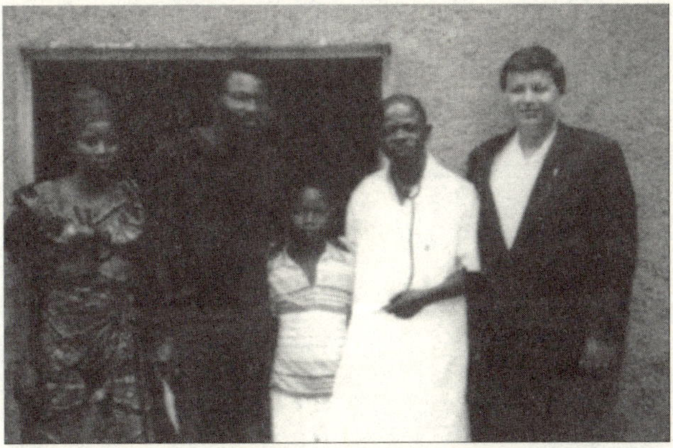

Die Familie Manikai mit Mahesh vor der Mikondo Klinik in Zaire mit dem Arzt Iwanga Embun, der Katshinyis Tod 1985 in der Klinik bestätigte.

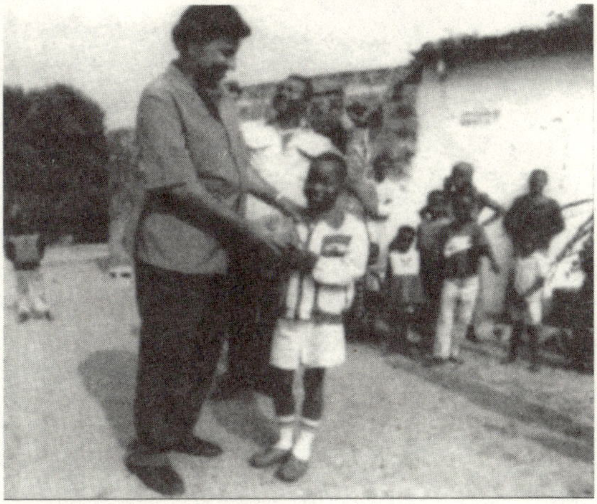

Mahesh besucht 1986 die Familie Manikai in Mikondo, Zaire, ein Jahr nachdem Katshinyi vom Tod auferweckt worden war.

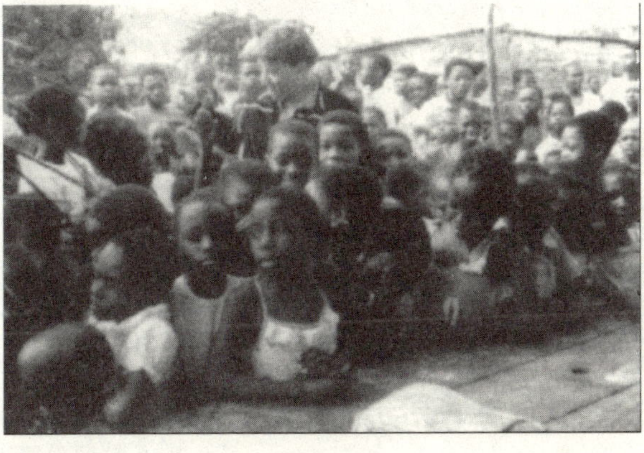

Mahesh mit den Kindern der Kirche, die durch die Bemühungen der Familie Manikai nach der Auferweckung Katshinyis aus dem Boden geschossen ist.

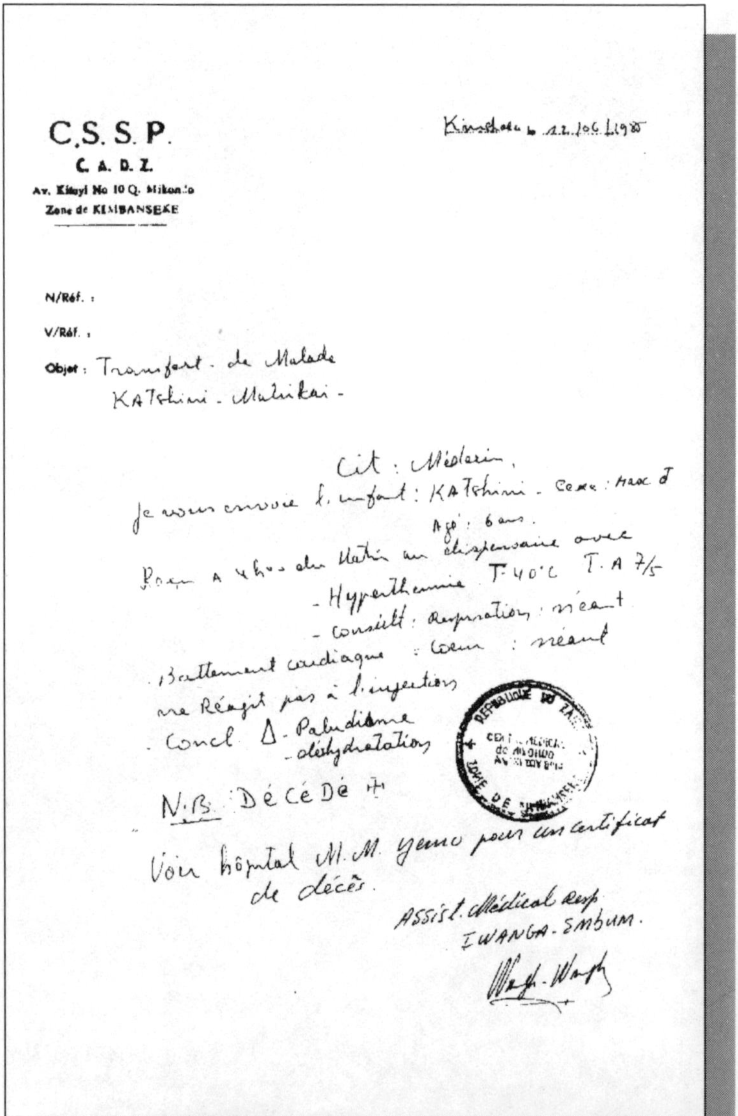

C.S.S.P.
C.A.D.Z.
Av. Kitayi No 10 Q. Mikondo
Zone de KIMBANSEKE

Kinshasa le 12.(06.)1985

N/Réf. :
V/Réf. :
Objet : Transfert de Malade
KATshini - Manikai -

Cit : Médecin,
Je vous envoie l'enfant : KATshini - Sexe : Masc ♂
Agé : 6 ans.
Rçu à 4 h .. du Matin au dispensaire avec
- Hyperthermie T 40°C T.A 7/5
- consult. Respiration : néant
Battement cardiaque : Coeur : néant
ne Réagit pas à l'injection
Concl Δ - Paludisme
- déshydratation
N.B. DéCéDé †
Voir hôpital M.M. Yemo pour un certificat de décès.

ASSIST. Médical Resp
IWANGA-EMBUM.

Kopie der offiziellen Todesmeldung von der Mikondo Klinik, die die Untersuchung der Leiche von Katshinyi Manikai am 12.Juni 1985 bestätigt. Aufgeführt sind die Einzelheiten der Untersuchung und die daraus resultierende Diagnose: „verstorben“.

C.S.S. P.

C. A. D. Z.

Av. Kitoyi No 10 Q. Mikondo

Zone de KIMBANSEKE

Kinshasa, le 12. Juni 1985

N/Réf. :

V/Réf. :

Objet : Überweisung eines Patienten
Katshinyi Manikai

Sehr geehrter Kollege,
ich schicke Ihnen dieses Kind, Katshinyi. – Geschlecht: Männlich
Alter: 6 Jahre
Eingeliefert um 4.00 Uhr morgens mit
– Hyperthermie T 104 F B.P.7/5
– Atmung: Keine
– Herzschlag: Keiner
– Keine Reaktion auf Injektion
– Malaria
– Dehydration
Anmerkung: VERSTORBEN

Suchen Sie das Mama Yemo Hospital auf,
um den Totenschein zu erhalten.

Verantwortlicher medizinischer Assistent
Iwanga Embum

Übersetzung der Todesmeldung ins Deutsche.

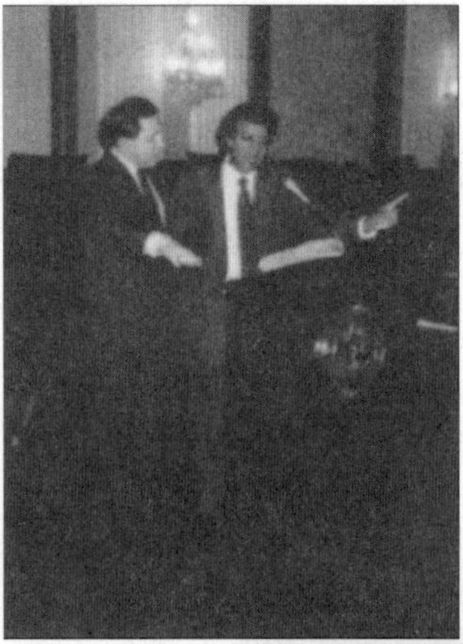

Im „Cannon Room“ des Senats der Vereinigten Staaten in Washington D.C. leitet Mahesh 1986 den nationalen Tag des Gebets und Fastens mit dem Abgeordneten von Michigan Marc Siljander. Dieses jährliche Ereignis wird von den „Fürbittern für Amerika“ unterstützt.

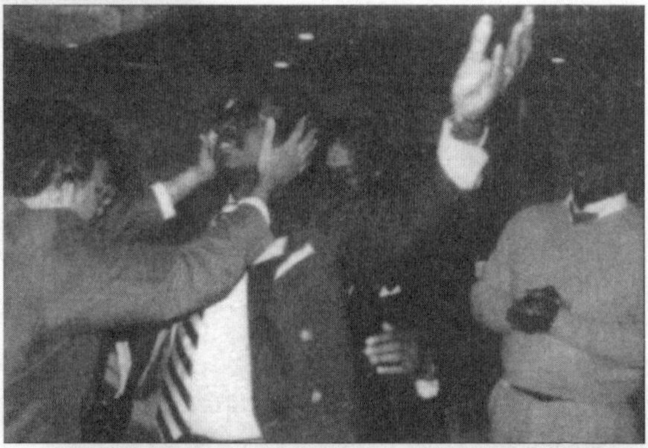

Bei einer Veranstaltung in Richmond in Virginia stellt Mahesh schwarze Gemeindeleiter in den Dienst. Mahesh glaubt, daß die schwarze Kirche ein führende Rolle in der Erweckung spielen wird, von der er glaubt, daß sie bald nach Amerika kommen wird.

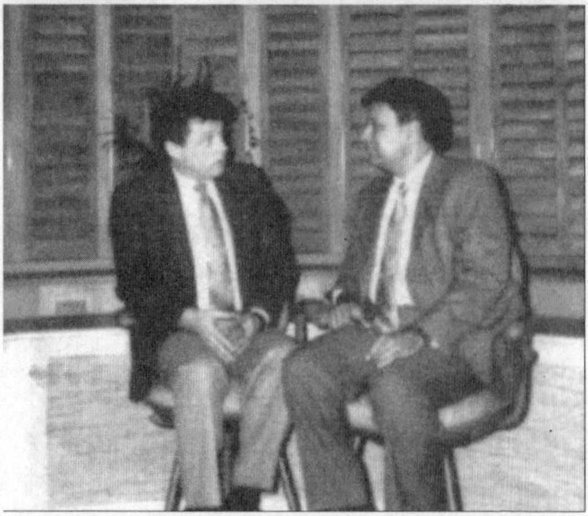

Mahesh wird im Fernsehen von Moderator Scott Ross in der Sendung „Straigt Talk“ von CBN interviewt. Sein Dienst wurde auch im „Club 700“ gebracht.

Kapitel 8

# Die Schule des Heiligen Geistes

In der ersten Zeit nach meiner Geistestaufe war ich wie ein Schwamm; ich sog alles in mich auf, was ich an Erkenntnis über den Heiligen Geist und darüber wie er wirkte bekommen konnte und suchte jede Gelegenheit, an Orten zu sein, an denen er wirkte. Schwester Marsha hatte mich zu einigen charismatischen Gebetstreffen in der Lubbocker Gegend mitgenommen, an denen ich nun treu teilnahm. Ich fing auch wieder an, zur Kirche zu gehen.

Das wichtigste, was ich lernte war, wie wenig ich doch über den Heiligen Geist wußte. Er war für mich immer eine ziemlich vage Figur gewesen. Mir schien, daß Jesus selbst uns den Schlüssel gegeben hat, um die Rolle des Heiligen Geistes zu verstehen, als er bei seinem „ersten Auftritt" in der Synagoge in Nazareth diese Verse des Propheten Jesaja verkündigte:

> Der Geist des Herrn ist auf mir, weil er mich gesalbt hat, Armen gute Botschaft zu verkündigen; er hat mich gesandt, Gefangenen Befreiung auszurufen und Blinden, daß sie wieder sehen, Zerschlagene in Freiheit hinzusenden, auszurufen ein angenehmes Jahr des Herrn.
> Lk. 4,18-19.

Ich erkannte, daß der Geist des Herrn uns wenn er zu uns kommt salbt, damit wir hingehen und die Werke des Vaters tun können: Das Evangelium predigen, die Kranken heilen, die Gefangenen freisetzten. Was bedeutete dies für *mich*? Zu welcher Aufgabe salbte *mich* der Herr? Wohin sandte er mich?

Die Antwort, die ich im Gebet bekam, war überraschend. Ich fragte den Herrn regelmäßig: „Wohin soll ich gehen?" Eines Morgens im Jahre 1972 weckte er mich buchstäblich vom Schlaf auf mit der überwältigenden Überzeugung, daß ich in der Staatlichen Schule für zurückgebliebene Kinder in Lubbock arbeiten soll.

Dies war natürlich nicht das, was ich erwartet hatte, aber je mehr ich den Herrn suchte, um Klarheit über meine Berufung zu bekommen, desto stärker wurde dieser Eindruck: *„Ich bin der Vater der Vaterlosen"* schien der Herr zu sagen *„und ich beauftrage dich. Ich sende dich als meinen Botschafter der Liebe zu diesen Kleinen, die die Welt vergessen hat."*

Eine Frau aus einem der Gebetstreffen, die ich besuchte, war bei der Staatlichen Schule angestellt. Als ich ihr von meinem Eindruck vom Herrn erzählte, war sie sehr begeistert und arrangierte sofort ein Vorstellungsgespräch für mich.

Die Staatliche Schule von Lubbock liegt ein paar Kilometer außerhalb der Stadt. Die Umgebung ist ziemlich trostlos, ebenso die Schule selbst: Ein Haufen von etwa fünfzehn kleinen kompakten Backstein– und Betonblocks, die von einem Maschendrahtzaun umgeben sind. Hier und da gab es ein paar Büsche und ein oder zwei Bäumchen. Mein erster Eindruck war, daß es wie ein Gefängnis aussah.

Die Kinder, die dort lebten waren tragische Fälle. Einige waren von Müttern geboren worden, die Heroin genommen hatten. Manche waren von ihren Eltern mißhandelt worden. Viele waren mit irgendeinem furchtbaren Geburtsfehler zur Welt gekommen. Alle waren zurückgeblieben. Ich erinnere mich, daß ich Mädchen und Jungen sah, die fünfundzwanzig Jahre alt waren, deren geistiges Alter jedoch weniger als ein Jahr betrug. Einige verbrachten – ungeachtet ihres Alters und ihrer Größe – ihre gesamte Zeit in übergroßen Kinderbettchen, in denen sie für den Rest ihres Lebens bleiben würden.

Die Kinder, die hierher kamen war, waren wirklich von der Welt vergessen. Sie gehörten dem Staat. In den meisten Fällen waren sie von ihren Eltern einfach ausgestoßen worden. Viele wurden nie von jemandem besucht, noch nicht einmal an Weihnachten oder ihrem Geburtstag. Der Herr erinnerte mich an sein Wort in der Heiligen Schrift:

> Vergißt etwa eine Frau ihren Säugling, daß sie sich nicht erbarmt über den Sohn ihres Leibes? Sollten selbst diese vergessen, ich werde dich niemals vergessen!
> Jesaja 49,15

Am Tag des Vorstellungsgesprächs machten sie mit mir einen Rundgang durch die Einrichtung. Ich wurde einem kleinen Jungen vorgestellt, dessen Eltern ihn einige Jahre in einen Hühnerstall eingeschlossen hatten. Offensichtlich war es die einzige Möglichkeit, die ihnen einfiel, um ihn unter Kontrolle zu halten. Er dachte, er sei ein Huhn und lief mit den Armen flatternd und wie ein Henne gackernd auf dem Gelände herum. Mir wurde auch das Werk des „Phantom Schmierers" gezeigt, der die Seiten der Gebäude zu verunstalten pflegte, indem er sie wenn niemand hinsah mit Kot beschmierte.

Jedes Wohnheim beherbergte etwa dreißig Kinder, ihrem geistigen Alter und ihrem funktionellen Niveau entsprechend zu Gruppen zusammengefaßt waren. Aus irgendeinem bizarren Grund waren die verschiedenen Häuser nach Blumen benannt.

Die unvergeßlichsten Wohnhäuser waren für mich die mit den unpassenden Namen „Lilie" und „Rose". In diesen Gebäuden lebten Kinder, deren geistiges Alter zwischen eineinhalb und drei Jahren lag. Viele hatten fast keine Kontrolle über ihre Körperfunktionen und mußten Windeln tragen. Der Gestank in diesen Häusern war unglaublich. Ich habe einen ziemlich empfindlichen Geruchssinn und konnte es kaum erwarten, nach draußen zu kommen.

An diesem Abend sprach ich ein Gebet, das nicht sehr geistlich war, aber von Herzen kam: „Herr, ich weiß, daß du mich zur Staatlichen Schule schickst. Ich werde dir gehorchen. Aber Herr, bitte schicke mich nicht zum Haus Lilie oder Rose. Ich kann den Geruch nicht aushalten. Sende mich egal wohin, Herr, aber nicht dorthin."

Muß ich Euch noch sagen, was passierte? Am Tag nach der Einführung sagte der oberste Verwaltungsbeamte zu mir: „Mahesh, wir haben gesehen, wie du mit den Kindern umgehst, du bist so gut zu ihnen. Wir denken, du kannst in Haus Lilie mitarbeiten". *„Vielen Dank, Herr"*, dachte ich.

So begann ich meine Arbeit als Wärter, während ich noch immer meine Studien in Englisch als Teilzeitbeschäftigung weiterverfolgte. Bald jedoch wurde ich mit einem psychologischen Aufgabengebiet betraut, das zum sogenannten „operanten Konditionieren" gehörte. Wir nahmen einfache Aufgaben, die wir den Kindern beibringen wollten, und spalteten sie in kleinste Schritte auf. Dann brachten wir ihnen immer nur einen Schritt auf einmal bei. Wenn sie es richtig machten, gaben wir positive Verstärker, so daß sie sich belohnt fühlten. Auf diese Weise brachten wir ihnen in einem Zeitraum von Monaten bei, ihr Hemd oder ihre Unterwäsche anzuziehen oder die Toilette zu benutzen.

Das war, was auf natürlicher Ebene geschah. Auf geistlicher Ebene war es eine ganz andere Sache. Ich erkannte mehr und mehr, daß die Staatliche Schule meine persönliche „Schule des Heiligen Geistes" war. sie war mein Trainingsfeld für den Dienst, sie war meine Bibelschule und mein Seminar.

## Nur Liebe kann Wunder wirken

Der Herr gab mir eine überwältigende Liebe für diese Kinder. Es war schwer zu erklären. Es war als ob der Herr ein kleines Stück von seinem Herzen abgebrochen und in mich eingepflanzt hätte. Ich liebte diese Kinder als wären es meine eigenen. Seit langem schon störte mich nicht einmal mehr der Geruch.

Ich arbeitete in neunstündigen Schichten, gewöhnlich mit den ambulanten Kindern, die fähig waren, sich alleine zu bewegen. Wenn ich frei hatte, ging ich zu den nichtambulanten Stationen, um einfach mit den Kindern dort zusammenzusein. Ich hatte solch eine Liebe für sie. Der Gedanke, daß sie den Rest ihres Lebens in diesen Kinderbettchen verbringen mußten brach mir fast das Herz.

Ich wußte, daß Gott sie auch liebte und daß er mich als Kanal für seine Liebe gebrauchen wollte. Ich wußte nicht so genau, was ich mit ihnen tun oder wie ich für sie beten sollte. So hielt ich sie einfach im Arm und betete leise im Geist. Oft saß ich stundenlang mit einem dieser Kinder im Schaukelstuhl und betete und sang in Zungen.

Ein kleines Mädchen berührte besonders mein Herz. Sie hieß Laura. Lauras Mutter hatte während der Schwangerschaft harte Drogen genommen und das Kind war blind und schwerbehindert zur Welt gekommen. Bei meinen Besuchen nach der Arbeit wechselte ich zwischen den verschiedenen nichtambulanten

Stationen, aber bald schon fühlte ich mich mehr und mehr zur kleinen Laura hingezogen. Sie war mir sehr wertvoll.

Eines Tages hatte ich Gelegenheit, tagsüber zu Lauras Station zu kommen. Es war nun einige Wochen her, seit ich begonnen hatte, sie in den Armen zu halten und mit ihr zu beten. Als ich mich ihrem Bettchen näherte, drehte sie sich zu mir um und streckte ihre Hände aus, um mich willkommen zu heißen! Einige Mitarbeiter waren in der Nähe. Sie sagten immer wieder zueinander: „Hast du das gesehen?" Laura hatte noch nie zuvor irgendeine Reaktion auf jemanden gezeigt, noch nicht einmal auf Berührung. Nun reagierte sie von der anderen Ecke des Zimmers auf mich. Konnte es sein, daß sie dabei war, ihr Augenlicht zurückzubekommen? Konnte es sein, daß der Herr dabei war, sie zu heilen… durch meine Gebete?

Nicht lange danach machte ich eine ähnliche Erfahrung mit einem kleinen Jungen, der mit einem furchtbaren Geburtsfehler zur Welt gekommen war. Seine Wirbelsäule war deformiert, so daß er nicht in der Lage war, sich aufzusetzen. Nachdem ich über einen Zeitraum von mehreren Wochen mit ihm gebetet hatte, konnte er plötzlich aufrecht sitzen! Sein Rücken war geheilt.

Soweit ich mich erinnern kann, habe ich nie speziell um Heilung für die Kinder gebetet. Ich hatte solches für meine Mutter gebetet, weil ich den Eindruck hatte, daß mir der Herr dies sagte. Außer diesem einen Fall war ich nicht gewohnt für Heilung zu beten. Wenn ich bei den Kindern war, hielt ich sie einfach in den Armen und betete, daß der Herr sie irgendwie befähigen würde, seine Liebe durch mich zu erfahren. Ich war genauso überrascht wie alle anderen wenn sich ihr Gesundheitszustand verbesserte.

Ich war schon dabei, viele Lektionen in meiner „Schule des Geistes" zu lernen. Mein anfängliches Gespräch mit Schwester Marsha hatte mich bereits gelehrt, daß der Herr durch Männer und Frauen jeder christlichen Richtung wirkt. Hier war ich, ein hinduistischer Junge, der sich durch baptistische Missionare bekehrt hatte und lernte Dinge über den Heiligen Geist von einer katholischen Nonne! Seitdem habe ich nie eine der Kirchen verachtet noch hatte ich Probleme damit, von irgendeiner von ihnen etwas über den Herrn zu lernen.

Nun war ich dabei zu lernen, daß die Macht Gottes in seiner *Liebe* zu finden ist. Als mich der Herr zu der Staatlichen Schule sandte, sagte er nicht „ich sende dich als meinen Botschafter der Kraft“ oder „der Wunder“. Er sagte: „Ich sende dich als meinen Botschafter der *Liebe*.“

So sah ich mich selbst und so betete ich auch für die Kinder, daß der Herr ihnen seine Liebe zur Realität werden lasse. Die Heilungen kamen beinahe als ein Nebenprodukt. Ich lernte, daß nur Liebe Wunder wirken kann.

Ich lernte auch eine andere Lektion, die über die Jahre hinweg sehr wichtig für mich wurde: Wenn ich mit menschlicher Tragik und Leiden konfrontiert bin, frage ich den Herrn nie „warum?“.

Es war oft eine Versuchung für mich, wenn ich dort in meinem Schaukelstuhl saß und ein achtjähriges Kind mit ernsten körperlichen und geistigen Schäden im Arm hielt, ärgerlich auf Gott zu werden. „Wie kannst du so etwas zulassen? Was bist du nur für ein Gott?“

Ich erkannte, daß diese Art des Denkens aus einer menschlichen Laune heraus kam und nicht aus einer aufrichtigen Erkenntnis Gottes. Wer war ich, daß ich mit dem Fuß aufstampfen und meine Fäuste gegen Gott schütteln konnte, als ob er meinen Maßstäben nicht gewachsen wäre? Es war nicht meine Aufgabe, ihn zu richten.

Während dieser langen Stunden des Gebets sagte der Herr zu mir: „Preise mich einfach!“ Wenn ich dies tat und leise in Zungen sang oder betete, half er mir zu verstehen, daß die Tragödien und Leiden um mich herum das Werk des Bösen, des Satans waren, nicht das des Herrn. Es ist Satan, der danach strebt, Menschen zu töten und zu zerstören. Wir sind als Gottes Botschafter beauftragt, seine Liebe in jede schmerzhafte Situation zu bringen, so daß er das Werk des Teufels überwinden kann.

## Eine ernste Lektion

Trotzdem hatte ich noch viel zu lernen. Zunächst einmal war ich nicht darin geübt, den Heiligen Geist zu mir reden zu hören, von ihm in jedem Augenblick geführt und geleitet zu werden. In einem Fall hätte mein Versagen, auf seine Stimme zu achten beinahe tragische Folgen gehabt.

Es war zwei Uhr nachmittags. Ich war im Haus Lilie, einem der Jungenhäuser, um dort für den Nachmittag zu arbeiten. Als ich so meiner Arbeit nachging, spürte ich wie eine Stimme in mir sagte: *„Geh zurück zum Haus Rose!"*

Ich bemerkte zuerst gar nicht, was da in mir passierte. Ich erkannte nicht, daß es der Heilige Geist war, der zu mir redete. Ich dachte, es sei nur eine zufällige Idee, die mir durch den Kopf schoß. Ich war morgens gerade im Haus Rose gewesen und sah keinen Grund, dorthin zurückzukehren. So schüttelte ich den Gedanken ab und fuhr mit der Arbeit fort.

Ein paar Minuten später kam die Stimme wieder: *„Geh zurück zum Haus Rose!"* Diesmal erkannte ich, daß es die Stimme des Herrn war. Nun, ich bin es eigentlich nicht gewöhnt, dem Herrn Widerworte zu geben, zumindest nicht in der Art, daß ich rebellisch wäre, aber ich war beschäftigt und etwas in Zeitdruck und so war ich ein wenig irritiert. „Herr", sagte ich, „ich war gerade im Haus Rose. Ich war den ganzen Morgen dort. Ich muß hier im Haus Lilie ein paar Dinge erledigen."

Es folgte eine Pause. Dann hörte ich es wieder, diesmal ziemlich nachdrücklich: *„Geh zurück zum Haus Rose – jetzt!"*

So schnell ich konnte legte ich die Arbeit, die ich gerade tat, nieder, bat meine Kollegen, mich zu entschuldigen und hastete über das Gelände zum Wohnhaus Rose. Die Szene, die mich empfing war erschreckend.

Die Staatliche Schule führte ein „Pflege-Großeltern"-Programm durch, in dessen Rahmen pensionierte Ehepaare aus der Gegend einen Schüler „adoptieren" und ihn oder sie unter ihre Fittiche nehmen konnten. Die „Patengroßeltern" besuchten das Kind, brachten ihm an seinem Geburtstag Geschenke und so weiter. Eins der kleinen Mädchen, die im Haus Rose lebten, hatte den Nachmittag mit seiner Pflegegroßmutter verbracht. Das Mädchen hieß Helen und war etwa vierzehn Jahre alt.

Als es für die Pflegegroßmutter Zeit gewesen war zu gehen, hatte sie Helen zurück zum Wohnheim gebracht und drinnen abgeliefert. Das Problem war, daß sie sie am falschen Ort abgesetzt hatte. Sie bemerkte nicht, daß sie Helen in dem Raum gelassen hatte, den wir benutzten, um Schüler zu isolieren, deren Verhalten störend oder gefährlich war.

In diesem speziellen Fall hatten wir ein älteres Mädchen in den Zwanzigern isolieren müssen, das eine negative Reaktion auf seine Medikamente gezeigt hatte und gewalttätig geworden war. Plötzlich war Helen ganz alleine mit ihr im Zimmer. Das ältere Mädchen sah Helen und bekam einen Wutanfall. Helen hatte schreckliche Angst. Sie wollte laut schreien, um jemanden auf ihre Situation aufmerksam zu machen, aber sie konnte nicht. Helen war taubstumm. Sie war nicht fähig zu sprechen, geschweige denn zu schreien.

Als einer der Wärter bei einem Routinerundgang zu dem Isolationsraum kam, fand er dort das ältere Mädchen vor, wie sie mit einem Schuh brutal auf Helen einschlug. Helens Gesicht war eine Masse aus Striemen, Schnitten und Blutergüssen. Dicke Tränen waren ihre Wangen heruntergeströmt als sie in stiller Angst und Qual geweint hatte.

Als ich zur Tür hereinkam, war Helen von Lehrern, Wärtern und Krankenschwestern umringt, die versuchten, sie zu trösten und ihre Schmerzen zu lindern, indem sie ihr Eisbeutel auf das Gesicht legten. Ich fühlte einen scharfen Stich in meinem Herzen. Jetzt wußte ich, warum mir der Herr gesagt hatte, daß ich „zurück zum Haus Rose" gehen sollte. Und ich hatte nicht gehört! Ich setzte mich zu Helen ans Bett und schaute in diese großen ängstlichen Augen. Ihr Gesicht war violett und angeschwollen von der Mißhandlung, die sie erfahren hatte.

„Hallo, Helen", sagte ich. „Ich liebe dich., weißt du das?" Ich mußte mich wirklich fragen: Wenn ich schneller auf den Ruf des Herrn reagiert hätte, hätte ich diese furchtbare Sache verhindern können? „Ich liebe dich wirklich" fuhr ich fort „und das ist nicht alles. Jesus liebt dich auch."

In dem Augenblick, in dem ich diese Worte sagte, kam ein totaler Frieden in den Raum hinein. Es war als ob jemand, den ich nicht sehen konnte, plötzlich da war und den Frieden brachte. Ich hatte auch ein seltsames Gefühl in meiner rechten Hand. Es war eine Art Prickeln, als ob etwas – eine Art Kraft oder Energie – aus ihr herausfließen würde.

Ich betete weiter. Innerhalb weniger Sekunden begann sich das Erscheinungsbild von Helens Gesicht zu verändern. Die Stellen, die grün und blau gewesen waren – buchstäblich grün und blau – verwandelten sich in dunkles Rot, dann in ein helleres Rot, dann Rosa und schließlich in eine vollkommen normale Hautfarbe. Es konnte nicht länger als zwei Minuten gedauert haben. Ich hatte noch nie gesehen, daß der Herr etwas so Dramatisches in einer so kurzen Zeit getan hätte. Er hatte die Ergebnisse der brutalen Schläge umgekehrt und dieses wertvolle kleine Mädchen geheilt – direkt vor unseren Augen!

Die Krankenschwester und die Wächter, die uns beobachtet hatten, waren verblüfft. Sie sagten immer wieder zueinander: „Hast du das gesehen? Hast du das gesehen?“ Ich teilte ihre Verwunderung, aber ich sagte nichts. Ich stand einen Augenblick einfach nur da, dann drehte ich mich um und ging davon. Gefühle überwältigten mich. Der Herr hatte mir eine lebenswichtige Lektion erteilt und ich gelobte in diesem Moment, sie nie zu vergessen. Ich würde nie wieder zögern, wenn ich die Stimme des Herrn hören würde, wie sie mir etwas zu tun auftrug.

Kapitel 9

# Durch Gebet und Fasten

Als der Herr mich beauftragte, in der Staatlichen Schule für zurückgebliebene Kinder zu arbeiten, war eine der Bibelstellen, die er mir gab, um mir zu zeigen, wie ich arbeiten sollte, aus Psalm 27. Es war als ob der Herr ein Gebet der Kinder in der Schule beantworten wollte:

> Höre, Herr, mit meiner Stimme rufe ich: sei mir gnädig und erhöre mich! Mein Herz erinnert dich: „Suchet mein Angesicht!" Dein Angesicht, Herr, suche ich. Verbirg dein Angesicht nicht vor mir, weise deinen Knecht nicht ab im Zorn! Du bist meine Hilfe gewesen. Gib mich nicht auf und verlaß mich nicht, Gott meines Heils: Sogar mein Vater und meine Mutter haben mich verlassen, aber der Herr nimmt mich auf. Ps. 27,7-10

Es schien als ob diese Kinder – obwohl sie es unmöglich verstehen, geschweige denn ausdrücken konnten – auf irgendeine geheimnisvolle Weise das Angesicht Gottes suchten. Sie waren tatsächlich verlassen und aufgegeben worden, vielleicht mehr als jeder, den ich je kannte.

Trotz ihrer schweren Behinderungen schien nun etwas tief in ihnen auf die Liebe, Zärtlichkeit und Gnade des Herrn zu reagieren. Je mehr ich dem Geist erlaubte, durch mich zu fließen, desto mehr schienen sie vom Herrn zu empfangen. Oft waren diese Veränderungen sehr zart und fanden über einen langen Zeitraum hinweg statt. In anderen Fällen hingegen war das Wirken des Herrn viel direkter und dramatischer. Manchmal war es fast beängstigend.

**Der Fall Stevie**

Einer der herzzerreißendsten Fälle der ganzen Schule war ein Junge namens Stevie. Er litt unter einer extremen Form des

Down Syndroms („Mongolismus“). Er war sechzehn Jahre alt, aber sein geistiges Alter lag unter zwei Jahren.

Stevie war, was wir einen „Schläger“ nannten. In klinischer Terminologie war er ein Selbst-Verstümmler. Irgend etwas brachte ihn dazu, seine Fäuste zu erheben und sich selbst brutal auf den Kopf und ins Gesicht zu schlagen. Er tat dies fast ununterbrochen. Sein ganzes Gesicht war durch jahrelanges Schlagen zu einer einzigen Schwiele geworden. Seine Haut war so dick und derb wie die eines Alligators. Seine Ohren waren vergrößert und grotesk, seine Augen zugeschwollen, die Lippen schwarz und entstellt. Mir wurde aufgetragen, ein Programm für operantes Konditionieren zu entwickeln, um Stevie dazu zu bringen, damit aufzuhören, sich selbst zu schlagen. Was konnte ich tun? Wie ich erfuhr hatte das Personal bereits alles erdenkliche ausprobiert, um Stevies bizarrem Verhalten ein Ende zu setzen. Seine Akte zeigte, daß eine Zeitlang eine Therapie mit Elektroschocks versucht worden war. Dies war eine extreme Form der negativen Verstärkung. Stevie war an eine Reihe von Elektroden angeschlossen worden. Immer wenn er sich selbst schlug, bekam er einen Elektroschock. Die Idee war, daß er nach einiger Zeit eine Verbindung zwischen dem unerwünschten Verhalten (schlagen) und den schmerzhaften Konsequenzen (Elektroschocks) ziehen und das unerwünschte Verhalten aufgeben würde.

Bei Stevie funktionierte es nicht. Tatsächlich bezeugten die Unterlagen, daß sich seine Selbstverstümmelung in den etwa sechs Monaten, in denen diese Therapie angewandt wurde, anstatt sich zu verbessern nur noch weiter verschlimmerte. Die Elektroschockbehandlung wurde also aufgegeben.

Zuletzt war das Personal aus Verzweiflung zu einer groben aber effektiven Art übergegangen, Stevie davon abzuhalten, sich selbst zu schlagen. Sie banden seine Arme an lange steife Schienen, die die Arme die ganze Zeit über in gestreckter Position hielten. Er lief in der Schule herum und hielt dabei die Arme seitlich wie die Flügel eines Flugzeugs ausgestreckt.

Dies funktionierte ziemlich gut bis auf eins: Es dauerte nicht lange, bis die anderen Kinder dahinter kamen, wie verwundbar Stevie war, wenn er auf diese Weise gefesselt war. Sie erfanden eine Art Spiel: Einer der größeren Jungen schlich sich von hinten an Stevie heran und gab ihm einen Stoß, so daß er nach vorne taumelte. Da er seine Arme nicht nach vorne bringen und den Fall abwenden konnte, landete er mit dem Gesicht zuerst auf dem Beton. Die Kinder fanden dies sehr lustig.

Ich wußte wirklich nicht, was ich mit Stevie tun sollte. Nachdem so viele andere Dinge ausprobiert worden waren und versagt hatten, was würde ich mir wohl noch ausdenken können? Nach wie vor bemerkte ich das gleiche ungewöhnliche Phänomen an Stevie, das ich auch bei so vielen der anderen Kinder gesehen hatte: Er schien durch mich etwas von der Liebe Gottes zu erleben und wurde dadurch sonderbar zu mir hingezogen. Wenn er bei mir war, schien er sich zu beruhigen und mehr mit sich selbst im Frieden zu sein. Das schreckliche „Schlagen" ließ für eine Weile nach. Trotzdem hörte es nie völlig auf; und wenn er nicht mit mir zusammen war, war es schlimmer denn je.

Eines Tages rannte Stevie zu mir nach einer Runde dieses grausamen „Spiels" der Kinder. Jemand hatte ihn auf dem Spielplatz gestoßen, so daß er mit dem Gesicht zuerst auf dem Boden aufgeschlagen war. Seine Nase war gebrochen und seine Unterlippe aufgeplatzt. Blut, Tränen und Dreck rannen über sein Gesicht. Er warf sich in meine Arme und schluchzte herzerweichend.

Ich war so frustriert und durcheinander, daß ich einfach nicht wußte, was ich tun sollte. „Herr," betete ich, „du hast mich als deinen Botschafter der Liebe hierher zu diesen Kindern gesandt. Was ist mit Stevie? Es kann einfach nicht so weitergehen mit ihm. Wie kann ich ihm deine Liebe so zeigen, daß sich alles für ihn verändert?"

Kaum hatte ich gebetet, da hörte ich auch schon die Stimme des Heiligen Geistes tief in mir. Er sagte einfach zu mir: *„Diese Art kann durch nichts ausfahren als nur durch Gebet und Fasten."*

Ich wußte sofort, wo ich diese Worte schon einmal gehört hatte. Im neunten Kapitel des Markusevangeliums begegnet Jesus einem Mann, dessen Sohn von einem bösen Geist besessen ist. Der Vater des Jungen erklärt ihm: „Wo er (der Dämon) ihn auch ergreift, zerrt er ihn zu Boden.... Oft hat er ihn bald ins

Feuer, bald ins Wasser geworfen, um ihn umzubringen" (Mk. 9,18 u. 22).

Scheinbar hatten die Jünger Jesu schon eine Zeitlang versucht, den Dämon auszutreiben, jedoch ohne Erfolg. Jesus bedroht den bösen Geist: „'Du stummer und tauber Geist, ich gebiete dir: fahre von ihm aus und fahre nicht mehr in ihn hinein!' Und er schrie und zerrte ihn heftig und fuhr aus" (Mk. 9,25-26). Später, als die Jünger fragen, warum ihre eigenen Bemühungen, den Dämon auszutreiben so erfolglos gewesen waren, erklärt Jesus ihnen folgendes: „Diese Art kann durch nichts ausfahren als nur durch Gebet und Fasten" (Mk. 9,29).

Ich kann nicht sagen, daß mich dies besonders tröstete. Der Bericht des Evangeliums schien sicherlich viele Parallelen zu Stevies Situation aufzuweisen. Wie der junge Mann in dem biblischen Bericht, schien Stevie von einem Selbstzerstörungstrieb besessen zu sein. Wie die Jünger, so hatten auch wir vom Personal alles versucht, was wir wußten, um ihm zu helfen, doch ohne Erfolg.

Jedoch war der Junge in dem biblischen Bericht nicht nur krank oder geistig behindert gewesen. Er hatte keinen genetischen Fehler wie das Down-Syndrom. Er war von einem *bösen Geist* besessen. Konnte es tatsächlich sein, daß Stevie...?

**Begegnung mit dem Herrn der Finsternis**

Ich schauderte, als ich mich an einen anderen entsetzlichen Vorfall erinnerte, als ich wußte, daß ich dem Werk des Bösen von Angesicht zu Angesicht gegenüberstand. Es war einige Monate zuvor gewesen, als ich als Assistenzmanager in einem Restaurant in der Nähe des Campus gearbeitet hatte. Ich war zu jener Zeit noch nicht im heiligen Geist getauft und hatte nur sehr wenig Ahnung von geistlichen Realitäten.

Unser Chefkoch Ken hatte mich gefragt, ob ich seinem neunzehnjährigen Sohn Tony einen Teilzeitjob geben könnte. Ich wußte, daß Tony ein unstetes Gemüt war. Ich wußte auch, daß seine Familie harte Zeiten durchzumachen hatte und daß ein zusätzliches Einkommen viel für sie bedeuten würde. So gab ich Tony einen Job als Bedienungsgehilfe in der Abendschicht.

Schon kurz danach gerieten wir in Schwierigkeiten. Tony erschien oft zu spät zur Arbeit und manchmal erschien er gar nicht. Auch sein Verhalten war merkwürdig. Er trug zum Beispiel einen Stapel Geschirr durch den Speiseraum und plötzlich und ohne ersichtlichen Grund torkelte er und ließ alles fallen. Ich sagte Ken, daß Tonys Leistungen sich verbessern müßten, da ich sonst keine Wahl hätte und ihn entlassen müsse.

An einem Abend kam ich in die Küche und traf dort auf Tony, wie er durch den Raum ging und mit einem riesigen Küchenmesser auf die Luft einschlug. Als ich Tony fragte, was in aller Welt er da tue, schaute er mich mit glasigen Augen an und sagte, er versuche die Fliegen zu vertreiben, die um das Essen herumgeschwirrt waren.

Das war zu viel. Ich packte Tony bei den Schultern, legte das Messer weg und setzte ihn in einen unbenutzten Speiseraum, während ich in mein Büro ging, um seinen Vater anzurufen.

Ich war gerade mit dem Wählen fertig, als ich hörte, wie eine der Serviererinnen schrie: „Feuer! Feuer!“ Ich rannte zu dem Speiseraum. Tony hatte alle Lichter ausgeschaltet und alle Tische und Stühle auf eine Seite geschoben. Dann hatte er einige Streichholzschachteln aus einem Schrank genommen und sie mitten auf dem Fußboden angezündet, mehrere Schachteln auf einmal. Dabei sang er immer wieder: „Ich muß ein Opfer bringen, ich muß ein Opfer bringen.“ Ich rannte in den Raum hinein und begann, das Feuer mit meinen Füßen auszutreten. Tony begann mit einer unheimlichen, hohen Stimme, ich hatte noch nie zuvor so etwas gehört: „Du denkst, daß du Macht hast“, kreischte er, „du hast keine Macht. Alle Macht gehört uns!“

Plötzlich wurde mir unangenehm bewußt, daß noch etwas anderes im Raum war. Ich schaute im Dunkeln umher, halb fragend, wer wohl hier sein könnte, halb ängstlich, es herauszufinden. Dann sah ich ihn: Eine dunkle Gestalt, die sich drohend in der Ecke des dunklen Raumes erhob. Ein entsetzlicher Schauder zuckte durch meinen Körper. Was war hier los?

Inzwischen hatten die Schreie der Serviererin und der Geruch nach Rauch die Aufmerksamkeit des Kochs der Abendschicht und der Bedienungsgehilfen erregt. Der Koch – ein sehr starker Mann – stürzte sich auf Tony und griff ihn an wie ein Football-

Spieler. Tony fegte ihn einfach zur Seite als ob er die Kraft von zehn Männern hätte. Der andere Bedienungsgehilfe und ich standen einfach da, erstarrt vor Verwirrung und Angst. Die ganze Zeit über lachte Tony immer wieder und schrie ohne Sinn und Verstand Dinge über „seinen Herrn", der „alle Macht" habe.

Die Erwähnung seines „Herrn" löste schließlich etwas in mir aus. *„Ich habe auch einen Herrn"*, dachte ich. *„Wenn er seinen Herrn anruft, könnte ich doch auch meinen anrufen."* Ich war noch nie zuvor in einer vergleichbaren Situation gewesen. Ich wußte wirklich nicht, was ich sagen sollte und ich hatte sowieso zu viel Angst, um etwas laut zu sagen. So betete ich nur innerlich: „Herr Jesus, segne Tony. Segne ihn, Herr." Tony schien sich etwas zu beruhigen. Langsam schob ich mich näher an ihn heran. Ich zitterte wie Espenlaub, so ängstlich war ich. Jeder Schritt in Tonys Richtung brachte mich auch einen Schritt näher zu diesem beängstigenden ...*Ding* in der Ecke. Ich wagte nicht, es anzusehen, aber ich wußte, daß es noch da war. Ich konnte es förmlich *fühlen*. Endlich war ich nahe genug an Tony herangekommen, um meine Hand auszustrecken und sie auf seine Stirn zu legen. „Herr Jesus, segne Tony...". In dem Augenblick, in dem meine Hand seine Stirn berührte, stieß Tony einen durchdringenden Schrei aus. „Hör' auf! Hör' auf!" kreischte er. „Nimm dieses Kreuz von meinem Kopf! Es verbrennt mich! Es verbrennt mich!".

„Ich verletze dich nicht, Tony", sagte ich, „es ist nur meine Hand." Ich betete weiter. Tony ließ sich auf einen Stuhl fallen. Er stieß einen langen, tiefen Atemzug aus. Es klang wie ein Reifen, aus dem alle Luft ausströmt. Dann war er still. Ich warf einen kurzen Blick in die Ecke, wo ich noch kurz zuvor dieses geheimnisvolle, furchterregende Wesen gesehen hatte. Es war verschwunden. Kurz darauf kam Tonys Vater und nahm ihn mit nach Hause. Später erfuhr ich, daß Tony an einer Art satanischer Gruppe beteiligt gewesen war. Zu diesem Zeitpunkt wußte ich nicht, was ich mit dieser Information anfangen sollte. Mir war noch nie etwas über Satan oder böse Geister beigebracht worden. Was ich wußte war, daß etwas sehr Böses und sehr Reales in diesem Raum und in Tony am Werk gewesen war.

**Jesus Christus überwindet den Bösen**

Konnte das selbe Etwas nun in Stevie am Werk sein? Ich schaute auf das blutige, schwielige, mit Blutergüssen bedeckte Gesicht hinab, das an meiner Brust lehnte. Ich dachte über die Worte nach, die der Heilige Geist zu mir gesprochen hatte: *„Diese Art kann durch nichts ausfahren als nur durch Gebet und Fasten"*. Im Evangelium bezogen sie sich auf einen bösen Geist. So schien die Bedeutung klar zu sein: Stevies Problem wurde von einem Dämon hervorgerufen. Wenn ich ihm helfen wollte, mußte ich mit dem Werk dieses Dämons fertig werden.

Aber wie? In Tonys Fall hatte ich einfach gebetet, daß der Herr ihn segnen möge und der Dämon war gegangen. Mit Stevie hatte ich auf diese Weise nun schon wochenlang gebetet, aber das hatte keine Veränderung seines Zustands bewirkt. Ich fühlte, daß die Antwort in dem Wort „fasten" zu finden war.

Mir war noch nie etwas über das Fasten beigebracht worden, aber mir war klar, daß der Herr von mir wollte, daß ich es tat, was auch immer es war. Für mich war Fasten, einfach nichts zu essen und zu trinken: Eine Zeit ohne Nahrungsmittel und ohne Wasser. Ich beschloß also, genau das zu tun. Ich sagte: „Herr, wenn du willst, daß ich faste, dann faste ich." Ich begann noch am selben Tag damit.

An diesem ersten Tag ging es ganz gut. Ich war so begeistert im Hinblick auf das, was der Herr für Stevie tun würde, daß es mir nichts ausmachte, hungrig und durstig zu sein. Der zweite Tag war schon um einiges härter. Bis zum dritten Tag war ich wirklich am kämpfen.

Seitdem habe ich gelernt, daß es keine besonders gute Idee ist, eine längere Zeit ohne Wasser zu verbringen, aber weil ich das damals noch nicht wußte, enthielt ich mich auch des Wassers. Am zweiten Tag meines Fastens war ich hungrig und hatte Visionen von Steaks und Bratkartoffeln. Bis zum dritten Tag war ich so durstig, daß ich darüber vergaß, wie hungrig ich war!

Ich erinnere mich, wie ich an jenem Tag einem der Wächter dabei zusah, wie er sich am Waschbecken die Hände wusch. Das Geräusch von all dem Wasser, wie es aus dem Hahn herausströmte und den Abfluß hinunterrauschte – nur der *Gedanke* an all das Wasser, das verschwendet wurde – war quälend. Ich wurde verärgert und neidisch. Ich erinnere mich heute noch an seinen verdutzten Gesichtsausdruck, als ich ihn anschnauzte: „Was machst du da? Weißt du denn nicht, daß du das alles hättest trinken können?“ Armer Kerl. Er hatte keine Ahnung, was ich gerade durchmachte.

Am vierten Tag fühlte ich, daß der Herr mir sagte, daß es in Ordnung ist, Wasser zu trinken, aber ich enthielt mich weiterhin der Nahrung. Schließlich, nach vierzehn Tagen, sagte der Heilige Geist zu mir: „Geh' jetzt und bete für Stevie!“

Ich nahm Stevie in ein kleines Büro mit, das wir gelegentlich für Mitarbeiterbesprechungen nutzten. Er saß dort, die Arme völlig auf die Seiten gestreckt und sah mich ausdruckslos an.

„Stevie“, begann ich, „ich weiß, daß du mich nicht verstehst. Dein Verstand kann es nicht fassen, aber dein Geist kann es! Ich möchte dir sagen, daß ich ein Diener des Herrn Jesus Christus bin. Ich bin gekommen, um dir die gute Nachricht zu predigen, um dir zu sagen, daß Jesus kam, um die Gefangenen zu befreien. Gott liebt dich, Stevie. Er sandte seinen Sohn Jesus, um für die Sünden der ganzen Welt zu sterben und um uns alle von Bindungen an den Teufel frei zu machen.“

Plötzlich spürte ich eine gewaltige Woge von Glauben, ein Gefühl der Autorität und des Vertrauens. Ich sah Stevie an, als sähe ich direkt in seinen Geist hinein und sagte: „Im Namen Jesu, du übler Geist der Verstümmelung, komm aus ihm heraus, *jetzt*!“.

Als ich diese Worte sagte, wurde Stevies Körper vom Stuhl und gegen die Wand geschleudert. Es war, als ob jemand eine Stoffpuppe aufheben und sie durch den Raum werfen würde. Er saß dort einen Moment lang auf dem Boden und lehnte sich an die Wand. Dann öffnete er den Mund und stieß einen lauten Seufzer aus. Es klang wie wenn ein Erstickender versuchte auszuatmen. Es schien eine ganze Minute anzudauern, dieser lange tiefe seufzende Ton. Für einen Moment war der Raum mit einem Geruch nach faulen Eiern erfüllt. Dann, so plötzlich wie es begonnen hatte, endete das Seufzen und der Geruch löste sich auf. Stevie saß einfach dort auf dem Boden und sah mich an.

Etwas an ihm hatte sich verändert. Der ganze Raum schien anders zu sein. Ich band seine Arme los. Langsam hob er seine

Hände zum Gesicht. Er begann vorsichtig, seine Wangen, seine Augen und seinen Mund abzutasten. Riesige Tränen rollten seine Wangen hinunter. Ich weinte auch. Ich erkannte, daß dies das erste Mal war, daß Stevie jemals fähig war, sein Gesicht zu berühren, ohne dazu getrieben zu werden, sich selbst zu schlagen.

Im Laufe der nächsten paar Wochen begann sich Stevies Äußeres zu verändern. Die Striemen und Blutergüsse heilten ab. Die lederartige Haut wurde weich und ebenmäßig. Die Schwellungen um Augen und Ohren herum verschwanden. Stevie mußte nie wieder seine Armschienen tragen. Von diesem Tag an zeigte er nie wieder dieses selbstzerstörerische Verhalten, das ihn so lange gequält hatte. Der Herr hatte ihn befreit.

Das Erlebnis mit Stevie lehrte mich eine Menge. Es zeigte mir, wie mächtig böse Geister darin sein können, den Menschen Krankheiten und Leiden zu bringen. Es zeigte mir, um wieviel mächtiger der Name Jesu ist, der uns von ihren niederträchtigen Absichten befreit. Es zeigte mir die Wichtigkeit des Fastens, das seitdem eine wichtige Rolle in meinem Leben und Dienst gespielt hat.

Kapitel 10

# Im Geheimdienst des Heiligen Geistes

**Vertrauen auf die heilende Liebe Jesu**

Meine Zeit in der Staatlichen Schule war mein Übungsfeld für meinen späteren Dienst. Ich lernte etwas über die Liebe Gottes und wie sie über Sünde, Krankheit und menschliche Not triumphieren kann. Ich lernte, empfänglich und gehorsam gegenüber der Stimme Gottes zu sein. Ich lernte etwas über das Werk Satans und über böse Geister und wie man in Jesu Namen Autorität über sie haben kann. Ich lernte etwas über die mächtige geistliche Waffe des Fastens.

Meine Vorgesetzten in der Schule verfolgten mit Interesse die Veränderungen, die durch mich im Leben der Kinder geschahen. Sie waren recht erfreut über die guten Dinge, die sie geschehen sahen. Ich wußte natürlich, daß die Veränderungen nicht durch meine Geschicklichkeit als Mitglied der psychologischen Abteilung hervorgerufen worden waren. Es waren die Liebe und die Kraft Gottes, soweit ich sie durch Gebet und Fasten weitergeben konnte. Obwohl ich weiterhin hart arbeitete, betete und fastete ich auch weiterhin für verschiedene Kinder, so wie der Herr mich führte. Ich tat dies im Stillen und meistens in meiner Freizeit. Mir schien als ob ich, solange ich ein Angestellter der Schule war, mich auch an ihre Standards halten und nach ihren Regeln spielen mußte. Ich sah mich selbst als ein Mitglied des „Geheimdienstes" des Heiligen Geistes. Ich lief nicht herum und posaunte aus, was ich da tat oder suchte Anerkennung für die Resultate. Wenn eines der Kinder aufgrund des Gebetes einen unerwarteten Durchbruch hatte, freute ich mich, sagte aber nichts. Ich wußte, daß es der Herr getan hatte und der Herr wußte es auch. Das war genug.

Nun war es zweifellos eine Tatsache, daß auf meinem Gebet mit Menschen eine besondere Salbung lag. Ich hatte mich nie als „Heiler" oder „Wundertäter" ausgegeben. Ich hatte den

Herrn nie um einen besonderen Dienst gebeten. Ich war noch nicht einmal ein besonders wortgewandter oder dynamischer Beter. Ich bat einfach den Herrn, jemanden zu segnen und ihm seine Liebe zu offenbaren. Wenn als Resultat gute Dinge geschahen – wenn jemand geheilt oder von einer Bindung befreit wurde – war ich genauso überrascht und fasziniert wie jeder andere auch. Ich wußte nicht, wie ich mir das erklären sollte, aber es passierte einfach.

Gelegentlich wurde ich extra eingeladen, um mit einer kranken Person zu beten. Eine der Wärterinnen der Staatlichen Schule wußte von meinem Gebet und Fasten für die Kinder. Bei einer Gelegenheit bat sie mich, zum methodistischen Krankenhaus in Lubbock zu fahren und mit einem Jungen von der Schule zu beten, der im Sterben lag. Später erfuhr ich, daß der Pfarrer der Staatlichen Schule bereits einen Sarg bestellt hatte, weil es so schien als würde dieser Junge jeden Moment sterben.

Ich fuhr zu dem Krankenhaus und erhielt die Erlaubnis, das Zimmer des Jungen zu betreten. Er war kaum bei Bewußtsein. Ich betete eine Zeitlang leise und sagte ihm dann in ganz einfachen Worten, daß Jesus ihn liebte. Ich sprach einige Minuten. Dann, ohne besonderen Grund beugte ich mich nach vorne und sagte: „Kannst du 'Jesus' sagen?" Niemand hatte mir gesagt, daß er stumm war und nicht sprechen konnte. Nun, ich fragte ihn und als ich es tat, schaute er zu mir auf, lächelte und sagte das Wort 'Jesus'. Er wurde sofort geheilt. Der Pfarrer mußte den Sarg dem Bestattungsinstitut zurückschicken. Sie brauchten ihn nicht mehr.

Damals gab es eine gewaltige Ausgießung des Heiligen Geistes in der ganzen Region von West Texas. Gebetsgruppen und Hauskreise schossen überall aus dem Boden. Ich begann, an einigen davon teilzunehmen und ich wurde sogar an ihrer Leitung beteiligt. In der Tat, je mehr mein Bewußtsein von der heilenden und wunderwirkenden Kraft Gottes wuchs, desto mehr suchte ich jede nur mögliche Gelegenheit, um mit Leuten zusammenzusein, die ebenfalls den Heiligen Geist erlebten. Fast an jedem Abend, an dem ich nicht arbeiten mußte, war ich irgendwo in einem Wohnzimmer oder im Keller einer Kirche und erzählte, was der Herr tat und suchte danach, ihn näher kennenzulernen. Manche Versammlungen wurden von Katholiken gefördert, andere von Protestanten. Das war mir egal. Ich wollte einfach mit Leuten zusammensein, die Jesus liebten.

Wiederum legte ich nie einen besonderen Schwerpunkt auf Heilung oder „meine Dienst". Ich erzählte einfach nur von der Liebe des Herrn. Aber trotzdem wurden Leute geheilt. Bald kam es dazu, daß ich zu verschiedenen Versammlungen eingeladen wurde, um ihnen zu dienen. Ich kam und sprach kurz. Normalerweise erzählte ich über Gottes Liebe und Gott war gütig und berührte Menschen.

Etwa zu dieser Zeit kam ein Mann namens Galen Carr, den ich von einem der Gebetstreffen, an denen ich teilnahm, kannte zu mir und erzählte mir von einem kleinen Jungen namens Drew Hall. Drews Eltern waren Mitglieder der örtlichen Methodistengemeinde, wo Galen ein Ältester war. Drew war mit einem angeborenen Herzfehler zur Welt gekommen, der eine offene Herzoperation erforderte. Er war vier Jahre alt. Diese Operation an kleinen Kindern ist heute recht weit verbreitet, aber damals war sie sehr neu und sehr riskant.

Man erwartete nicht, daß Drew überleben würde. Seine Eltern hatten von mir gehört und fragten, ob ich bereit sei, für ihren Sohn zu beten. Die Halls baten mich nicht darum, zu kommen und persönlich *mit* ihm zu beten. Sie wollten nur, daß ich *für* ihn bete. Natürlich sagte ich Galen, daß es mir eine Freude sei, für diesen kleinen Jungen zu beten und ich tat es auf der Stelle.

Sobald ich damit angefangen hatte, hatte ich eine Vision vom Herrn. Es war nicht nur ein geistiges Bild. Meine Augen waren offen und ich sah ihn, genauso wie ich ihn bei früheren Gelegenheiten gesehen hatte. Diesmal hielt er ein kleines Kind in den Armen. Als ich genauer hinsah, machte er eine kleine Geste mit der Hand, als ob er jemandem ein Zeichen geben wollte. Irgendwie verstand ich im Zusammenhang der Vision, daß er ein Zeichen gab, daß Musik spielen sollte.

Dann begann er zu tanzen. Er hielt den kleinen Jungen fest an seine Brust gedrückt, tanzte herum und lachte dabei fröhlich. Ich sah, daß auch der kleine Junge lachte. Ich konnte die Musik nicht hören, aber ich sah die beiden einige Minuten zusammen tanzen und lachen. Dann endete die Vision.

Ich wußte wirklich nicht, was ich mit dem Gesehenen anfangen sollte. Bedeutete die Vision, daß der kleine Junge geheilt würde? Oder war es ein Bild, wie Jesus ihn im Himmel empfing? Ich entschloß mich, nicht zu versuchen, es zu deuten. Ich erzählte Galen nur, was ich gesehen hatte und bat ihn, es an Drews Eltern weiterzugeben. All dies geschah an einem Dienstag.

Am Freitag derselben Woche starb Drew Hall. Ich war sehr traurig über diese Nachricht. Voll Schmerz dachte ich an die Eltern. Die Halls luden mich zu Drews Beerdigung ein. Ich begegnete ihnen dort zum ersten Mal. Trotz des großen Verlustes strahlten sie. Sie umarmten mich und sagten: „Wir möchten dich nur wissen lassen, daß deine Vision das ist, was uns in dieser ganzen Situation Kraft gibt."

Sie luden mich für die kommende Woche in ihr Haus ein, um einige ihrer Freunde kennenzulernen. Sie wollten, daß ich ihnen erzählte, was ich während des Gebets für Drew gesehen hatte. Ich beschrieb die Vision genauso, wie ich es gesehen hatte.

Danach stand der Vater auf. „Ich möchte euch allen etwas erzählen", sagte er. „Weil Drew mit einem Herzfehler geboren wurde, konnte er nicht wie andere Kinder sein. Er konnte nicht die Dinge tun, die sie tun konnten. Den ganzen Tag lag er in seinem Bettchen und wartete darauf, daß sein Papa nach Hause kommt. Wenn ich dann nach Hause kam, machte ich seine Lieblingsmusik an, nahm ihn aus dem Bettchen und tanzte mit ihm im ganzen Raum herum. Wenn ich tanzte, lachte er ununterbrochen. Es war seine schönste Zeit am Tag, meine auch.

Ich habe Mahesh nie davon erzählt. Aber als er diese Vision hatte, wußten wir genau, was sie bedeutete. Wir wußten, daß, wenn Drew uns verlassen würde, Jesus genau da weitermachen würde, wo wir aufgehört hatten. Dies ist der einzige Grund, warum wir in der Lage waren, diese furchtbare Situation so gut durchzustehen."

Kein einziges Auge blieb trocken in jenem Raum! An diesem Abend lernte ich eine weitere wichtige Lektion vom Herrn. Wenn wir um Heilung beten, mögen wir nicht immer die Antwort bekommen, die wir wollen, aber wir können Jesus immer vertrauen. Wir können die Dinge, die uns beunruhigen seiner Fürsorge übergeben, weil wir wissen, daß seine Weisheit und Liebe der unseren unendlich überlegen ist.

**Den Herrn leiten lassen**

Von Zeit zu Zeit erlebte ich immer wieder, daß der Herr mich zu verschiedenen spezifischen Situationen berief. Ich vergaß niemals jenen speziellen Tag an der Staatlichen Schule, als der Heilige Geist mir sagte, ich solle „zurück zum Haus Rose" gehen, und ich seine Stimme fast als meine eigenen Einbildung abgetan hätte. Diese Situation hätte sich fast in eine Tragödie verwandelt. Seitdem hatte ich meine ganze Aufmerksamkeit darauf gerichtet, der Stimme des Herrn zuzuhören und ihr ohne zu fragen zu gehorchen, wenn er zu mir sprach.

So war es an einem Tag, als ich meiner regulären Arbeit und dem Studium nachging, daß ich den Herrn zu mir reden hörte. Er sagte: *„Geh nach Dallas"*. Das waren keine besonders detaillierten Instruktionen, aber wenn der Herr wollte, daß ich nach Dallas ginge, dann würde ich nach Dallas gehen.

Ich kannte nur eine einzige Person in Dallas. Sein Name war Skip. Ich hatte ihn in der Hochschule kennengelernt. Seine Frau hatte ihn und die beiden kleine Söhne – im Alter von drei und sechs – verlassen und er hatte die Hochschule verlassen müssen und war nach Dallas gezogen, um eine Arbeit anzunehmen. Das war fast drei Jahre her. Ich hatte seitdem keinerlei Kontakt zu ihm gehabt, aber ich hatte noch seine Telefonnummer. Ich rief ihn an und sagte: „ich werde ein paar Tage in Dallas verbringen. Was hältst du davon, daß wir uns treffen?" Er lud mich ein, bei ihm zu Hause zu wohnen.

Ich wußte noch immer nicht, warum mich der Herr nach Dallas schickte. Er hatte mir keinerlei Erklärungen oder weitere Instruktionen gegeben. Er sage nur *„geh nach Dallas"*. Ich wußte, daß mein Freund Skip kein Christ war. Ich wußte, daß er niedergeschmettert gewesen war, als seine Frau ihn verlassen hatte und ich konnte nur vermuten, daß er jetzt kämpfte, um die Kinder allein großzuziehen. Ich vermutete, daß der Herr vielleicht wollte, daß ich ihn besuche, um ihm von meinem Glauben zu erzählen. So ging ich also am Dienstag Abend, nachdem meine Vorlesungen zu ende waren zu einer Bushaltestelle in Lubbock und kaufte eine Fahrkarte nach Dallas.

Es war ein frustrierendes Wochenende. Skip versuchte um durchzukommen, zwei Jobs gleichzeitig zu haben und außerdem seinen beiden Jungen ein guter Vater zu sein. Das Haus war ein totales Chaos. Skip war ständig erschöpft, dagegen schienen die beiden Jungen nie müde zu werden. Ich wartete ständig auf eine Gelegenheit, mit Skip über Jesus zu reden, aber es bot sich keine an. Offensichtlich würde sich die Gelegenheit nicht einfach von selbst ergeben. Ich mußte wohl etwas nachhelfen.

Kaum hatte ich beschlossen, dies zu tun, stieß ich auf das nächste Hindernis, nämlich daß der Herr mir nicht die Freiheit gab, das Thema anzusprechen. Ich fragte den Herrn: „Soll ich jetzt mit ihm sprechen?“ Der Herr antwortete *„nein, nicht jetzt. Später“*. So ging es den ganzen Freitag abend, den ganzen Samstag und Samstag abend und den ganzen Sonntag. Ich fragte den Herrn immer wieder: „Jetzt?“ und er antwortete jedesmal *„jetzt nicht“*.

Ich wurde wirklich frustriert. Es war nun schon Sonntag Nachmittag und ich mußte am Montag Morgen um sieben Uhr den Bus zurück nach Lubbock nehmen. Wann würde ich endlich mit Skip über Jesus reden? Warum hatte mich der Herr überhaupt nach Dallas geschleift?

Wir waren von einem Ehepaar, das Skips Jungen während der Woche betreute, zum Abendessen eingeladen worden. So schnappten wir also die Jungen und fuhren quer durch die Stadt zum Abendessen.

*„Großartig“*, dachte ich, *„einfach großartig. Ich habe das ganze Wochenende versucht, diesem Typ das Evangelium weiterzusagen und bin selbst bei ihm zu Hause nicht zu Wort gekommen. Wie wird es wohl möglich sein, mit ihm bei einem Abendessen bei den Babysittern zu reden?“*

Ich war niedergeschlagen, weil ich einen langweiligen Abend mit Smalltalk unter einem Haufen fremder Leute erwartete.

Nichts war weiter von der Wirklichkeit entfernt.

Als wir in die Einfahrt einbogen, kam plötzlich eine Frau, von der ich vermutete, daß sie die Gastgeberin war, aus der

Haustür herausgerannt und schrie: „Er bringt meinen Mann um! Er bringt meinen Mann um!“ Sie war hysterisch.

Skip und ich rasten ins Haus. Dort sahen wir niemanden. Einen Moment lang konnten wir nicht herausfinden, was überhaupt los war. Die ganze Zeit über schrie die Frau: „Ihr müßt ihn aufhalten! Er bringt meinen Mann um!“ Wir rannten in die Küche im hinteren Teil des Hauses.

Dann sahen wir es.

Im Hinterhof war ein Mann. Wieder konnte ich nur vermuten, daß er der Ehemann sein mußte. Er lehnte gegen einen Baum, kaum noch fähig, aufrecht zu stehen. Seine Kleider waren zerfetzt und mit Blut bespritzt. Ein Arm war so schlimm von der Schulter bis zum Ellenbogen aufgeschlitzt, daß man den freigelegten Knochen sehen konnte. Es war ein grauenvoller Anblick.

Noch grauenvoller war der Hund, der einige Meter vor ihm stand. Ein *großer* Hund. Wahrscheinlich der größte deutsche Schäferhund, den ich je gesehen hatte, sicherlich der größte, den ich jemals sehen möchte. Er brummte und knurre bedrohlich, geduckt als stünde er kurz davor, wieder anzugreifen. Ich versuchte herauszufinden, was ich tun konnte. Ich hatte keine Eile, mich mit dem Hund abzugeben. Aber die Frau schrie weiterhin verzweifelt und es war klar, daß der Mann einen erneuten Angriff dieses bissigen Hundes nicht überleben würde.

Im Bruchteil einer Sekunde traf ich die Entscheidung. Ich mußte etwas tun, um diesem Mann zu helfen, um zu versuchen, sein Leben zu retten. Ich stürzte zur Seitentür des Hauses. Während ich dies tat, bemerkte ich einen Besen, der an der Wand lehnte. Ich ergriff ihn und steuerte auf den Hinterhof zu.

Direkt hinter dem Zaun war eine Terrasse mit einigen zusammenklappbaren Gartenmöbeln. Ich nahm einen der Stühle mit. Ich muß dabei wohl an die Löwenbändiger im Zirkus gedacht haben. Vielleicht konnte ich den Hund lange genug in Schach halten, daß der Mann entkommen konnte. Langsam bewegte ich mich auf den Hund zu, den Stuhl und den Besen vor mir ausgestreckt.

Plötzlich hörte ich den Heiligen Geist zu mir sagen: *„Binde ihn!“*. „Binde ihn?“ Was bedeutete das? Wie sollte das gehen, jemanden zu „binden“? Was sollte ich binden?

Die Worte kamen wieder: „Binde ihn!"

Der Hund hatte nun seine Aufmerksamkeit mir zugewandt. Ich sah in diese verrückten Augen und auf die scharfen Zähne. Ohne wirklich zu verstehen, was ich da sagte oder warum, starrte ich zurück und sagte mit einer scharfen und entschlossenen Stimme: „Ich binde dich im Namen Jesu!"

Plötzlich kam eine überwältigende Ruhe über mich. Die ganze Angst verschwand. Etwas in mir schien zu fühlen, daß nun die Gefahr vorbei und alles unter Kontrolle war.

Der Mann lehnte noch immer zusammengesackt am Baum und konnte gerade noch verhindern vornüberzukippen. Ich bewegte mich langsam und vorsichtig in seine Richtung und beobachtete dabei den Hund. Irgend etwas an ihm schien sich verändert zu haben. Er brummte und knurrte immer noch und war immer noch geduckt, als wolle er losspringen. Aber er schien unfähig, sich zu bewegen, als ob seine Muskeln eingefroren wären. Als ob er springen wollte, aber nicht konnte. Als ob er … *gebunden* wäre.

Schließlich schaffte ich es bis zum Baum. Ich streckte meine Hand aus, um den Mann zu beruhigen und er wurde einfach ohnmächtig und kollabierte in meinen Armen. Offensichtlich waren die Angst und der hohe Blutverlust einfach zu viel für ihn gewesen. Ich warf den Besen über den Zaun, beugte mich vor und hievte ihn über meine Schulter. Ich konnte nicht zum Haus zurück, ohne an dem Hund vorbeizumüssen, so beschloß ich, einfach auf den Zaun zuzusteuern. Ich nahm den Stuhl zur Hilfe, um hinüber in den Hof des Nachbarn zu klettern und legte den Mann ins Gras. Er war kalt und bewußtlos und sah furchtbar blaß aus. Er hatte eine Menge Blut verloren und die schreckliche Wunde an seinem Arm blutete noch immer.

Ich hörte, wie vorne ein Krankenwagen hielt. Anscheinend hatte Skip, die Ehefrau oder einer der Nachbarn daran gedacht, ihn zu rufen. Gott sei Dank!

Der kurze Moment der Freude wurde von aufblitzender Panik zerstört. Ich bemerkte, daß der Mann nicht atmete. Ich legte meine Hand auf seine Brust in der Hoffnung, ein leichtes Heben und Senken zu bemerken. Nichts. Ich packte sein Handgelenk und fühlte den Puls. Auch nichts.

„Oh, bitte Gott“, betete ich innerlich, „du kannst das nicht zulassen. Du kannst ihn nicht einfach sterben lassen.“ Ich begann leise zu ahnen, warum der Herr wollte, daß ich nach Dallas komme. „Ich kann nicht glauben, daß du mich nur hierhergebracht hast, um diesen Mann sterben zu sehen.“

Die Sanitäter kamen jetzt durch das Tor. Ich fühlte wieder seine Brust. Immer noch nichts! Ich betete ernstlich „o Gott, *bitte*.“

Genau in diesem Moment seufzte er. Ich war so glücklich, daß ich auch fast ohnmächtig geworden wäre. Als die Sanitäter ihn auf die Bahre hoben, kam er für einen Augenblick zu Bewußtsein. Er öffnete die Augen und sah mich an. „Kann dieser Mann mit uns kommen?“, fragte er die Sanitäter, „er hat mir gerade das Leben gerettet.“ Dann verlor er wieder das Bewußtsein.

Skip und ich fuhren mit ihm ins Krankenhaus. Wir gingen im Wartezimmer auf und ab, bis schließlich ein Arzt kam und uns mitteilte, daß es Skips Freund gut gehe. Wir ließen uns wie nasse Säcke in die Stühle fallen.

Einen Moment saßen wir still da. Dann drehte sich Skip um und sah mich an. „das war erstaunlich“, sagte er, „wirklich erstaunlich. Ich war so erschrocken, daß ich nichts tun konnte, aber du bist dort hinausgelaufen, als hättest du vor nichts Angst – noch nicht einmal davor zu sterben. Ich habe noch nie jemanden mit einer solchen inneren Ruhe getroffen. Was ist dein Geheimnis?“

In diesem Augenblick sagte der Herr endlich zu mir: *„Jetzt“*.

Ich erzählte Skip von dem Gott, der mich liebte, der ihn liebte, der uns alle so sehr liebte, daß er seinen Sohn Jesus sandte, um für uns zu sterben, damit wir ewig leben können. Ich sagte ihm, daß Gott ewige Gemeinschaft mit uns haben möchte, aber daß unsere Sünden im Weg stehen. Ich sagte ihm, daß jeder, der will, sich von der Sünde abwenden und Jesus in seinem Leben als Herrn und Erretter willkommen heißen und das Geschenk des neuen Lebens im Heiligen Geist empfangen kann. Ich sagte ihm, daß man in dem Augenblick, in dem man das tut, nicht nur die Verheißung des Ewigen Lebens erlangt, sondern auch bereits in diesem Leben die Verheißung von Freude und Frieden, die

die Vernunft übersteigen. Ich sagte Skip, daß er, wenn er dies wollte, jetzt und hier mit mir beten könne, um Jesus in sein Leben aufzunehmen. Er wollte es und tat es.

Ich sollte vielleicht noch hinzufügen, daß wenn dies das ist, was du willst – Freude und Frieden und ein Leben mit Gott für immer – dann kannst auch du genau jetzt, wo du auch sein magst, dasselbe Gebet beten, das Skip an jenem Nachmittag betete:

*Herr Jesus Christus, ich glaube, daß du für meine Sünden gestorben bist, daß du begraben wurdest und am dritten Tag auferstanden bist. Ich bereue jetzt meine Sünden und bitte dich um Gnade und Vergebung. Durch den Glauben und deine Verheißung empfange ich dich als meinen persönlichen Retter und bekenne dich als meinen Herrn. Herr Jesus Christus, komm in mein Herz, gib mir ewiges Leben und mache mich zu einem Kind Gottes. Danke. Amen.*

So einfach war es für Skip und so einfach ist es auch für dich. So einfach ist es für jeden.

Kapitel 11

# Bonnie, meine Frau, von Gott ausgesucht

*„Wer eine Frau findet, findet etwas Gutes."* Spr.31,10

**Zum Pastorendienst berufen**

Seit meinem „Hundeabenteuer" in Dallas hat der Herr in meinem Leben eine Reihe von Veränderungen bewirkt, um mich auf den Weg zu bringen, den er für mich vorgesehen hat. Kurz nach diesem Abenteuer sagte er mir, daß für mich nun die Zeit gekommen sei, unter meine Ausbildung einen Schlußstrich zu ziehen. Er sagte mir auch, daß meine Trainingszeit an der Staatlichen Schule für zurückgebliebene Kinder zu Ende war und daß es nun Zeit war weiterzugehen.

Ich kann nicht behaupten, daß es mich besonders erschütterte, mit dem Studium aufzuhören. Ich hatte dort seit einiger Zeit viele Gedanken und Ideen auf einmal gehabt, sogar bevor ich im Heiligen Geist getauft worden war, und hatte angefangen, für die Kranken zu beten. Seitdem war es mir immer klarer geworden, daß so interessant mein Studium auch war und so sehr es mir Spaß machte, dies wohl nicht die Richtung war, in der Gott mich haben wollte. So schrieb ich mich am Ende des Semesters einfach nicht für ein neues ein.

Meine Gefühle darüber, die Staatliche Schule zu verlassen waren anders. Es brach mir zuerst das Herz. Ich hatte dort nun eineinhalb Jahre gearbeitet. Ich hatte so viel über die Wege des Heiligen Geistes gelernt. Ich hatte so viele wundervolle Dinge als Antwort auf mein Gebet und Fasten geschehen sehen. Ich liebte diese Kinder so sehr. Der Gedanke, sie zu verlassen war mehr als ich ertragen konnte.

Trotzdem, ich mußte zugeben, daß sich in meinem Leben etwas verändern mußte. Ich lebte in meinem kleinen Schuppen, arbeitete noch und versuchte immer noch gelegentliche Vorlesungen in mein knappes Budget und meinen noch knapperen Zeitplan einzubauen.

Außerdem war ich zunehmend am geistlichen Dienst beteiligt. Jeder freie Abend war damit ausgefüllt, Kirchen und Gebetsgruppen in der Gegend zu besuchen, mein Zeugnis zu geben, über die Lektionen, die ich über Gottes Liebe gelernt hatte zu erzählen und mit Leuten für Heilung von ihren Krankheiten und für Befreiung vom Werk böser Geister zu beten. An einem Abend fuhr ich fünfzig Kilometer in die eine Richtung, am nächsten Abend achtzig Kilometer in die andere Richtung. Die Treffen dauerten oft bis in die frühen Morgenstunden. Es gab Zeiten, in denen ich tagelang mit drei oder vier Stunden Schlaf pro Nacht auskam.

Eines Abends, als ich von einem dieser Gebetstreffen nach Hause fuhr, stellte mir der Herr eine ziemlich ungewöhnliche Frage: „Weißt du eigentlich, wieviel du für deine Arbeit verdienst?“ fragte er.

Ich hatte wirklich noch nie in solchen Begriffen gedacht. Ich dachte nicht, daß das, was ich tat „Arbeit“ war, für die ich etwas verdienen sollte. Die Gruppen, die ich besuchte, sammelten oft eine Art Opfer für mich ein. Wenn ich Glück hatte, waren diese Gaben genug, um das Benzin für die Rückfahrt zu bezahlen, aber ich fand das in Ordnung.

Während ich so über die Frage des Herrn nachdachte, dachte ich: „Nun, ich nehme an, ich könnte es ausrechnen, aber...“

Das war nicht nötig. Der Herr tat es für mich. „Du verdienst ungefähr ein Zehntel von einem Pfennig in der Stunde“, sagte er. „Das ist nicht richtig. Das ist nicht die Art, wie ich meine Diener behandle.“ Dies war die erste leise Ahnung, die ich jemals hatte, daß es sein konnte, daß mich der Herr im vollzeitlichen Dienst haben will.

Eine der Gruppen, an denen ich am meisten beteiligt war, war eine Gebetsgruppe in Lubbock, wo ich eng mit einem Mann namens Jim Croft zusammenarbeitete. Jim sollte, wie sich später herausstellte, in meinem zukünftigen Leben eine wichtige Rolle spielen.

Ebenso verbrachte ich viel Zeit mit einer Gruppe von Leuten in Levelland. Sie waren Leute aus verschiedensten Denominationen, die von ihren Kirchen „gebeten" worden waren zu gehen, weil sie im Heiligen Geist getauft worden waren. Mit der Zeit spürten sie, daß sie sich als Gemeinde organisieren sollten, was sie schließlich auch taten. Entsprechend der verschiedenen geistlichen Hintergründe nannten sie sich „Interfaith Church" (wörtl. „überkonfessionelle Kirche" Anm. d. Übers.).

Ich hatte einige Wochenenden mit ihnen verbracht, erzählt, gelehrt und Leuten gedient und ich mochte sie sehr gern. Ich war überrascht als eines Tages eine Gruppe von ihnen zu mir kam und sagte: „Wir glauben, daß der Herr zu uns geredet hat und uns gesagt hat, daß du zu uns kommen und unser Pastor sein solltest."

„Wirklich?", sagte ich, „ich meine, hat er das? Seid ihr sicher?"

„Ja", antworteten sie. „Wir hätten gerne, daß du nach Levelland ziehst und sofort anfängst. Wirst du es tun?"

Der Pastor einer Gemeinde zu sein war etwas, worüber ich noch nie nachgedacht hatte. Ich hatte keine Theologie studiert. Beruflich ein Geistlicher zu sein hatte mich noch nie gereizt.

Trotzdem mußte ich zugeben, daß dieses Angebot zu allem anderen paßte, das der Herr in meinem Leben tat. Er hatte mir gesagt, ich solle zu der Staatlichen Schule als Übungsfeld für meinen Dienst gehen und er hatte mir nun gesagt, daß dieses Training beendet war. Ich war nun an einem Punkt, wo ich überzeugt war von der Salbung, die der Herr bezüglich Heilung und Befreiung auf mich gelegt hatte. Ich war sogar als Ältester in der Gruppe in Lubbock eingesetzt worden, wo Jim Croft und ich gemeinsam dienten. Außerdem war ich neunundzwanzig Jahre alt, ledig, mit keiner speziellen Karriere vor mir, lebte in einer Bruchbude in Lubbock in Texas und verdiente – nach göttlicher Kalkulation – ein Zehntel von einem Pfennig in der Stunde. Vielleicht war die Zeit reif für etwas Neues.

Ich betete über das Angebot und fühlte, daß der Herr mir die Erlaubnis gab, es anzunehmen. So wurde ich also im Oktober 1974 der erste Pastor der Interfaith Church in Levelland in Texas.

Das waren aufregende Zeiten. Um meinen Pflichten in der Interfaith Church angemessen nachkommen zu können, entschloß ich mich, mich von meinen Aktivitäten und Verbindungen zu anderen Gruppen zurückzuziehen. Als ich das tat, begannen viele Leute aus diesen Gruppen zur Interfaith Church zu kommen, weil sie weiterhin an dem teilhaben wollten, was der Herr unter uns getan hatte.

Es gab Leute, die fünfundvierzig Minuten oder eine Stunde fuhren, um mit uns Gott anzubeten. Sie kamen aus Lubbock, Brownfield, Amherst, Sundown, aus der ganzen Region. Sie kamen Sonntag morgens, kamen Sonntag abends wieder und besuchten außerdem das Gebetstreffen Mittwoch abends. Unsere kleine Gemeinde wuchs schnell, nicht nur in Zahlen, sondern auch in der Liebe füreinander und in der Erfahrung und Ausübung der Kraft des Geistes.

Wir wurden besonders gesegnet durch die Anwesenheit einer großen Gruppe junger Alleinstehender, die wirklich hungrig nach dem Herrn und radikal hingegebene Jünger Jesu waren. Sie waren unglaublich eifrig. Die meisten von ihnen hatten das Christentum nie getrennt von der Erfahrung des Wirkens des Geistes erlebt. Sie dachten, daß Heilungen und Befreiungen einfach ein Teil des alltäglichen christlichen Lebens ist.

**Die Ankündigung der Hochzeit durch den Herrn**

Bonnie Elkins war eine dieser Alleinstehenden. Sie hatte den Herrn im Alter von acht Jahren angenommen. In der Schule hatte sie akademische Auszeichnungen erworben und war im Sport und im Cheerleading aktiv gewesen. Dann, als sie sechzehn war, ließen sich ihre Eltern scheiden. Sofort nach dem Abschluß nahm sie einen Job für den Sommer im Norden des Staates New York an und arbeitete als Kellnerin in einem Ferienort. Danach ging sie nach Dallas, fand einen Job und zog in ihr eigenes Apartment.

Eines Tages stellte ihr eine Kollegin aus heiterem Himmel die Frage, ob sie wisse, ob sie nach dem Tod in den Himmel oder in die Hölle komme. Bonnie erkannte, daß sie es nicht wußte. Zwei Tage später übergab sie dem Herrn ihr Leben neu. Noch am selben Abend, als sie wieder in ihrem Apartment war und an ihrem Bett zum Gebet niederkniete, taufte sie der Herr im Heiligen Geist.

Zu jener Zeit war sie neunzehn Jahre alt, neun Jahre jünger als ich. Sie war die Tochter eines einflußreichen Rangers im westlichen Teil New Mexikos. Bonnie war nach Lubbock gekommen, um dort zu studieren und einen Ort zu finden, an dem sie geistlich wachsen konnte.

Von Anfang an fiel mir auf, daß Bonnie Jesus sehr liebte und sehr empfindsam gegenüber dem Heiligen Geist war. Sie lernte viele alleinstehende Brüder und Schwestern kennen, die in Lubbock wohnten und in die Gemeinde in Levelland gingen, von der ich der Pastor war.

Es war besonders ermutigend, wenn Bonnie während meines Dienstes anwesend war, denn sie hing an jedem Wort, machte sich umfangreiche Notizen für ihr persönliches Bibelstudium und reagierte in Taten auf das, was sie hörte. Ich mag es heute noch, wenn sie während meines Dienstes so sitzt, daß ich sie sehen kann.

Als Pastor einer Gemeinde mit vielen Alleinstehenden und selbst alleinstehend und in den Zwanzigern, achtete ich besonders auf mein soziales Verhalten, um niemandem irgendeinen Anlaß zu geben, meine Reinheit gegenüber irgendeiner Frau in Frage zu stellen. Ich sah die Frauen in meiner Gemeinde einzig und allein als meine Schwestern im Herrn. In diesem Zusammenhang hatte ich Bonnies Anwesenheit bei den Versammlungen mehr und mehr schätzen gelernt. Ich hatte einen tiefen Respekt und Vertrauen in ihre Fähigkeit, die Stimme des Herrn durch die Gabe der Erkenntnis und Prophetie zu hören. Bei verschiedenen Gelegenheiten hatte ihr der Herr besondere Worte der Ermutigung für mein Leben und meine Berufung gegeben, die sich sehr exakt bestätigten.

Als sie mich plötzlich eines Abends per Ferngespräch aus Lubbock anrief und mir atemlos von einer ungewöhnlichen Begegnung mit dem Herrn erzählte, stellte ich dies also nicht in Frage.

Sie erzählte mir, wie sie gegen fünf Uhr nachmittags von der Uni nach Hause geeilt war, um wie sie es jeden Tag um diese Zeit tat, eine Zeit des Gebets und der Gemeinschaft mit dem

Herrn zu verbringen. Als sie auf ihrem Bett lag und den Herrn im Geist anbetete, öffnete sie ihre Augen, um zu sehen, was da wie ein Nebel das Zimmer langsam ausfüllte. Sie zwinkerte mehrmals mit den Augen und erkannte, daß sie wirklich etwas Übernatürliches sah.

Mit dem sich verdichtenden Nebel kam des Gefühl, daß sie vor dem Thron des himmlischen Vaters war. „Meine erste Reaktion ", sagte sie, „war, vor ihm auf mein Angesicht zu fallen. Ich war gelinde gesagt ziemlich ängstlich. Nicht weil ich in Schwierigkeiten war, sondern weil Gott sich zeigte – persönlich!"

„Was passierte dann?" fragte ich.

„Nun, ich blieb einfach dort auf dem Boden, mitten in seiner überwältigenden *Gegenwart*", sagte sie. „Ich hatte das Gefühl, mein Körper würde zerspringen, aber es schien mir so, daß es nur noch wundervoller wäre, wenn dies geschehen würde! Nach einer Zeit schaute ich vorsichtig auf. Dort am Eingang meines Schlafzimmers war die Gestalt eines Mannes, der mit einer Robe bekleidet war. Er schwebte etwa sechzig Zentimeter über dem Boden. Er schien etwa vier Meter groß zu sein, aber seine ganze Gestalt paßte zwischen den Boden und die Zimmerdecke! Sein Gesicht war in Nebel gehüllt, aber als ich ihn ansah, erkannte ich sofort in meinem Geist, daß es Jesus war."

„Nach einer Weile", sagte sie, „begann der Nebel zu verschwinden, genau wie er gekommen war und schließlich war er ganz verschwunden. Ich bewegte mich nicht. Ich blieb einfach mit dem Gesicht auf dem Teppich liegen. Dann hörte ich seine Stimme. Ich hörte sie nicht akustisch mit den Ohren, aber sie war so deutlich in meinem Geist, daß es unverkennbar war. Dieser Teil des Erlebnisses wühlte mich wirklich auf. Er sagte: 'Du wirst bald heiraten'. Einfach so, sehr ruhig. Und das war's. Er sagte nicht wen und er sagte nicht wann!"

„Nun, das hört sich schon so an, als hättest du eine Begegnung mit dem Herrn gehabt", sagte ich. „Ich denke, wir sollten einfach abwarten und dann wird sich das „wer" und „wann" schon klären".

Es dauerte nicht lange, bis Bonnie eine leise Ahnung davon bekam, wer derjenige sein könnte. Tagelang, ja sogar wochenlang schien der Herr ihren Kopf mit Gedanken über Ehe– und Familienleben und darüber, wie man eine gottesfürchtige Ehefrau wird und einen gottesfürchtigen Mann findet, zu überfluten. Jede Bibelstelle, die sie las, jedes Gespräch, das sie hatte, schien sich auf dieses Thema zu beziehen. In den meisten Fällen schien der Herr ihre Aufmerksamkeit auf das Vorbild des Glaubens und der Gottesfurcht – ihres Pastors – zu lenken!

Sie begann langsam zu erkennen, daß der Herr nicht länger über die Ehe im Abstrakten zu ihr sprach, sondern sehr konkret über die Ehe mit *mir*. Sie fühlte, daß es nun an der Zeit war, mit jemand anderem über all das zu reden. Sie suchte sich Marie Middelton aus, die Frau von einem der Gemeindeältesten, und stattete ihr einen Besuch ab.

Marie, die ein Talent dafür hatte, in ungewöhnliche Geschichten hineinzugeraten, schälte gerade eine riesige Schüssel schwarzer Walnüsse als Bonnie ankam. Sie begann die Unterhaltung und sagte: „Na, Bonnie, was sagt der Herr denn so in letzter Zeit zu dir?“

Bonnie atmete tief durch und sagte: „Nun, eigentlich denke ich, daß er mir sagt, ich soll unseren Pastor heiraten.“ Endlich war es heraus.

Marie schaute noch nicht einmal von ihren Walnüssen auf. Sie antwortete einfach ganz ruhig: „Ich finde, das klingt, als ob es vom Herrn wäre.“

In der Zwischenzeit hörte auch ich etwas vom Herrn. Nachdem ich mein Herz sorgfältig davor bewahrt hatte, auf irgendeine Art von den jungen Damen in der Gemeinde angezogen zu werden, fühlte ich mich unvermeidlich zu Bonnie hingezogen. Meine Gefühle wurden offensichtlich, als ein junger Mann aus der Gemeinde meinen Rat als Pastor suchte und seine ernsthaftes Interesse an Bonnie bekundete. Anstatt mich wie sein Pastor zu fühlen, war ich eifersüchtig.

Bemerkenswerterweise hatte ich mir 1973 eine zwanzigtägige Gebets– und Fastenzeit genommen, um Gott zu bitten, die Braut, die er für mich ausgewählt hatte, zu finden und vorzubereiten. Ich bemerkte, daß Bonnies Neuhingabe an den Herrn, ihr Umzug nach Texas und die Besuche unserer Lubbocker Bibelgruppe sich zeitlich mit diesem Fasten deckten.

Ich suchte den Rat einiger Männer, deren Weisheit und Reife ich schätzte, darunter auch mein Freund Jim Croft, der inzwischen in Fort Lauderdale in Florida lebte. Tatsächlich war es während eines Aufenthaltes in Fort Lauderdale, wo ich einen Heilungs- und Wundergottesdienst abhielt, daß ich fühlte, wie mir der Herr eine klare Richtung in dieser ganzen Angelegenheit wies.

Ich machte einen langen Spaziergang am Strand, um meine Gefühle zu ordnen und neue Wegweisung zu erhalten. Während ich betete, hob ich einige Muscheln auf und drehte sie in den Händen, als ich plötzlich den Herrn vor meinem inneren Auge erlebte. Er stellte Bonnie vor mich hin und sagte: *„Das ist die Frau, die ich dir gegeben habe."* Ich erzählte Jim und einigen anderen Männern von dem, was ich für den Willen Gottes hielt. Sie bestätigten, daß auch sie dachten, daß ich den Herrn richtig verstanden hatte.

Als ich nach Texas zurückkam, stattete ich Bonnie einen Besuch ab, nur um „guten Tag" zu sagen und schenkte ihr meine Muscheln als Souvenir vom Strand, ohne zu erwähnen, was es damit auf sich hatte. Dann rief ich alle Ältesten der Interfaith Church zusammen und fragte auch sie um ihre Meinung. Wie sich herausstellte hatten einige von ihnen bereits vom Herrn über Bonnie und mich gehört.

Zu diesem Zeitpunkt waren Bonnie und ich noch nie zusammen ausgegangen, gar nicht zu reden von einer ernsthaften Unterhaltung darüber, daß wir Mann und Frau werden könnten. Im Mai schließlich luden David und Marie Middelton uns beide zum Abendessen ein, um uns zu helfen, ins Gespräch zu kommen. Wir redeten lange – fast die ganze Nacht! Ich denke, es war ungefähr fünf Uhr morgens, als ich den Heiratsantrag machte.

Wir setzten den 12. Juni – das war in weniger als einem Monat – als unser Hochzeitsdatum fest. Wir dachten uns, wir beide hatten Gottes Stimme gehört, die Ältesten und unsere Freunde, die wir gefragt hatten, waren einverstanden, warum also nicht Nägel mit Köpfen machen?

Tragischerweise für uns und für unsere Gemeinde verschied plötzlich ein sehr lieber Bruder unserer Gemeinschaft, Earl Garner. Earl und seine Frau Ruby hatten mich einige Jahre zuvor als ihren geistlichen Sohn „adoptiert“. Bonnie und ich verschoben unser Hochzeitsdatum auf unbestimmte Zeit und Bonnie zog eine Zeitlang zu Ruby.

Als wir beschlossen, daß nun die Zeit gekommen sei, unsere Pläne wiederaufzunehmen, rief ich meinen Freund Jim Croft in Fort Lauderdale an und fragte ihn, wann er Zeit hätte, zu uns zu kommen und den Gottesdienst zu halten. Er warf einen Blick auf seinen Kalender und sagte: „Nun, der 18. Juli sieht frei aus.“

Und so war es am Sonntag, dem 18.Juli 1976, daß ich die Frau heiratete, die Gott für mich ausgesucht hatte. Wie unsere „Brautwerbung“ war auch unsere Hochzeit ziemlich ungewöhnlich. Wir hielten den Gottesdienst am Sonntag Morgen wie gewohnt ab, nur daß diesmal Jim predigte und ich die Kollekte einsammelte. Als nächstes kündigte Jim an: „Wir werden es heute morgen ein bißchen anders machen. Euer Pastor heiratet.“ Er ging zur Rückseite der Kirche und geleitete Bonnie nach vorne, wo ich wartete. Dann drehte er uns einander zu und nahm uns das Eheversprechen ab.

Alles war in zwanzig Minuten vorbei. Ich würde bald erkennen, daß in dieser kurzen Zeit der beste Teil meines Lebens begann – und der Wind begann in eine neue geistliche Richtung zu wehen.

Kapitel 12

# Ein nachträglicher Lehrgang im Heilen

Noch während ich mich an das Eheleben gewöhnte und meinen Pflichten als Pastor der Interfaith Church nachkam, wurde meine Beziehung zu den anderen Leitern in Fort Lauderdale immer stärker. Im Dezember des Jahres 1976 hatte sich unsere Beziehung bis zu dem Punkt entwickelt, daß sie mich baten, nach Fort Lauderdale zu ziehen und mich ihnen anzuschließen. Sie glaubten, daß es Gottes Wille sei, eine örtliche Gemeinde in Fort Lauderdale zu gründen und sie dachten, daß meine Gaben der Heilungen und Wundertaten einen wichtigen Beitrag dazu leisten könnten.

Ich besuchte sie im Januar für einige Tage und ging dann nach Hause zurück, um die Frage mit den Ältesten der Gemeinde in Levelland zu besprechen. Sie waren traurig, mich gehen zu lassen und ich war traurig, daß ich gehen mußte, aber wir waren uns einig, daß dies der Wille Gottes war. So zogen Bonnie und ich im April 1977 nach Fort Lauderdale, um bei der Gründung der Good News Fellowship Church mitzuhelfen.

Ungefähr im ersten Jahr war ich hauptsächlich mit pastoralen Diensten in der örtlichen Gemeinde beschäftigt. Bonnie und ich hatten wöchentlich eine Gruppe von dreißig bis fünfunddreißig Leuten bei uns zu Hause. Ich lehrte aus der Bibel und betete für Leute, wie mich der Herr führte. Ich war viel in der Seelsorge tätig, half bei der Planung der sonntäglichen Gottesdienste und der Ausbildung aufstrebender junger Leiter.

## Berufen zu mehr als dem Pastorendienst

Im Laufe der Zeit begann sich der Schwerpunkt meines Dienstes zu verlagern. Schon in Texas hatte ich, so glücklich ich bei der Arbeit in einer örtlichen Gemeinde gewesen war, gespürt, daß mir der Herr eine Last für seine umfassenderen Absichten in der ganzen Welt gab. Berichte meiner Wundergottesdienste waren verbreitet und aus dem ganzen Land begannen Anfragen zu kommen.

Anfang 1979 wurde uns klar, daß Gott mich neben meinen örtlichen pastoralen Verpflichtungen zu einem Heilungs- und Befreiungsdienst im größeren Rahmen berief. Es kamen mehr und mehr Anfragen – nicht nur aus Städten in den Vereinigten Staaten, sondern auch von Übersee. Wohin wir auch gingen, die Salbung des Herrn war unverkennbar: Heilungen, Befreiungen, Wunder und Bekehrungen. Es schien als ob wir am Rande eines großen Durchbruchs zu einem bedeutenderen Dienst stünden.

Bonnie und ich mußten erkennen, daß wir noch einige Lektionen über die Liebe und Kraft Gottes zu lernen hatten, bevor wir den nächsten Schritt in seinem Dienst tun konnten. Er brachte uns diese Lektionen auf eine Art bei, die beides war; schmerzhafter und herrlicher als alles, was wie je zuvor erlebt hatten.

Am zweiten Juni 1979 gebar Bonnie unser erstes Kind, einen Jungen. Wir nannten ihn Benjamin. Ich war ein sehr stolzer Vater. Natürlich sind alle Väter stolz auf ihre erstgeborenen Kinder und sie scheinen besonders erfreut, wenn ihr Erstgeborener ein Junge ist. Für mich war das sogar von noch größerer Bedeutung. In meiner indischen Tradition wird ein erstgeborener Junge als ein besonderer Segen angesehen. Als ich den kleinen Benjamin in meinen Armen hielt, konnte ich fühlen, wie ein Gefühl der Würde in mir aufstieg, das davon kam, ein *Rajput* zu sein, ein „Königssohn". Was dieses Gefühl natürlich zu etwas Besonderem machte war das Wissen, daß wir beide, mein kleiner Sohn und ich, geliebte Brüder des Königs der Könige, des Herrn Jesus Christus waren.

In diesen ersten Tagen machten Bonnie und ich die bei jungen Eltern üblichen Freuden, Sorgen und Verwirrungen durch. Im großen und ganzen schien alles gut zu gehen. Wir waren stolz und glücklich und Benjamin war stark und gesund, zumindest sah es so aus.

Montag morgens traf sich das Pastorenteam der Good News Fellowship Church in der Kirche zum Gebet. Dort war ich an einem Montag Morgen etwa zwei Wochen nach Benjamins Geburt, als ich einen Anruf von Bonnie erhielt. An diesem

Morgen war sie mit Benjamin zu einer Routinekontrolle zum Kinderarzt gegangen. Zumindest war es als Routinekontrolle gedacht gewesen. Soweit wir es beurteilen konnten, war Benjamin völlig normal. Aber der Arzt sah offensichtlich etwas, das ihn beunruhigte und ordnete einige spezielle Untersuchungen an.

**Heilt Gott unseren Sohn?**

Das Ergebnis war nicht gerade ermutigend. „Gehen Sie sofort zur Notfallaufnahme", sagte er zu Bonnie. „In seinem Unterbauch scheinen zwei Wucherungen in der Größe von Zitronen zu sein. Wir sind nicht sicher, was es ist, aber wir wissen, daß sie bei seiner Geburt noch nicht vorhanden waren. Wir müssen der Sache sofort auf den Grund gehen".

Ich konnte die Spannung in Bonnies Stimme hären, als sie mir all das am Telefon berichtete. „Tu' was sie sagen", sagte ich. „Bringe Ben schnell ins Krankenhaus. Wir treffen uns dort."

Während ich zur Tür hinauseilte, rief ich den anderen Pastoren zu: „Die Ärzte sagen, daß mit unserem Sohn etwas nicht stimmt. Ich muß sofort zur Notfallaufnahme. Betet bitte für uns."

Das Krankenhaus war mit dem Auto etwa dreißig Minuten entfernt. Noch nie waren mir dreißig Minuten so lange vorgekommen. Ich tat mein Bestes, um zu beten, aber ich war sehr beunruhigt durch die Sorge um meinen Sohn. Was konnte es sein? Konnte es bösartig sein? Aber welche Art von bösartigem Tumor konnte in so kurzer Zeit so groß werden? In meinem Kopf drehte sich alles. Einen Augenblick lang schien alles gut zu sein. Im nächsten Augenblick war es alles andere als gut. Ich fühlte mich, als ob die Welt um mich herum zusammenbricht.

Als ich schließlich die Universitätsklinik erreichte, wurde Ben gerade vom Röntgen zurückgebracht. Ein Blick auf das Gesicht des Arztes sagte mir, daß es etwas Ernstes war. „Es sind keine Tumore", sagte er, „es ist schlimmer. Es sind seine Nieren. Sie sind schrecklich vergrößert und wir wissen nicht warum." Ben würde, wie der Arzt mir mitteilte, die Nacht dort verbringen und am nächsten Morgen ins Kinderkrankenhaus in Miami verlegt werden. Er sagte, daß es dort Spezialisten gebe, die vielleicht etwas tun könnten.

Er klang nicht besonders hoffnungsvoll, genausowenig wie die Spezialisten am nächsten Morgen. Ben habe einen Geburtsfehler, erklärten sie uns, der es seinem Körper unmöglich mache, den Urin normal auszuscheiden. Es war ein sehr seltenes Leiden und ein sehr ernstes: 97 Prozent aller Kinder, die damit geboren wurden, starben innerhalb der ersten paar Wochen ihres Lebens. Urin ist einer der Hauptwege, über den der Körper schädliche Abfallprodukte ausscheidet. In Bens Fall lagerten sich diese schädlichen Stoffe in den Nieren ab und das Gift wurde von seinem Körper aufgenommen.

Die Ärzte sagten, daß Ben sofort operiert werden müsse, um die Flüssigkeit in seinen Nieren zu entfernen, aber da gab es ein Problem. Die selbe Flüssigkeit, die seine Nieren gefährdete, hatte seine Blutzusammensetzung so sehr durcheinander gebracht, daß er unmöglich die Operation überleben könnte. Wie die Ärzte sagten, konnte man nichts tun als „hoffen und beten", daß sich sein Blutsystem von selbst verändern würde, so daß sie operieren konnten.

Für einige Tage taten wir nur das. Die Arzte hofften. Bonnie und ich beteten und ebenso Dutzende unserer Freunde und Kollegen in der Gemeinde. Wir beteten um Bens Heilung. Wir beteten, daß seine Nieren wieder normal würden. Wenn alles nichts half, dann beteten wir, daß seine Blutwerte normal würden, damit die Ärzte operieren konnten.

Trotzdem veränderte sich nichts. Die Krankenschwestern nahmen alle halbe Stunde eine Blutprobe und schickten es zum testen ins Labor. Der Schlüsselindikator war der Kaliumgehalt des Blutes. Wenn er herunterging, konnten sie operieren. Er ging nicht herunter.

Als der Freitag Morgen kam, versagten Benjamins Nieren. Seine Haut bekam eine gespenstische blau-graue Farbe und alle Lebenszeichen waren verschwunden. Wir konnten sehen, daß unser Sohn im Sterben lag. Es drehte sich nur noch um Stunden.

In der ganzen Gegend beteten Leute für Benjamin. Die Gemeinde hatte eine ganze Anzahl von Notgebetstreffen organisiert. Einige der Hauskreise hatten Gebetsnächte durchgeführt. Die anderen Pastoren und viele Gemeindeglieder fasteten.

Es war alles so verwirrend. Ich reiste regelmäßig durch das Land und sogar durch andere Länder und hielt Wundergottesdienste ab und sah dabei, wie Menschen durch die Macht des Gebets und das bloße Handauflegen sofort von ernsten lebensgefährlichen Krankheiten geheilt wurden. Nun war ich hier im Krankenhaus und mein eigener Sohn stand am Rande des Todes. Ich hatte gefastet. Ich hatte gebetet. Ich hatte zu Gott geschrien. Noch immer schwand Benjamin dahin, Tag für Tag, Stunde für Stunde.

Ich erinnerte mich an die erste Lektion über die Kraft und Liebe Gottes, die mich der Herr damals in Lubbock an der Staatlichen Schule gelehrt hatte: Frage nie „warum?"! Gottes Wege sind über unserer Fähigkeit zu verstehen. Werde nicht bitter. Vertraue dem Herrn, egal wie qualvoll die Umstände sind.

Als ich an jenem herzzerreißenden Freitag morgen darüber in einer kleinen Nische in der Halle vor Bens Krankenzimmer nachdachte, wußte ich, was ich zu tun hatte. Ich nahm Bonnies Hand und betete das schwierigste Gebet unseres Lebens. „Herr, wir lieben dich", sagte ich, „wir gehören dir. Wir sind deine Diener. So sehr wir unseren kleinen Benjamin auch lieben, wir wissen, daß du ihn sogar noch mehr liebst." Ich weinte, so daß ich kaum sprechen konnte, aber ich wußte, daß ich weitermachen mußte. „Herr, wir lassen unseren Sohn jetzt los und übergeben ihn dir. Wir wollen, daß er lebt, aber wir wollen dich wissen lassen, daß wir nicht gekränkt sind, wenn du entscheidest, ihn zu dir zu nehmen. Wir werden uns nicht von dir abwenden. Wir werden nicht fragen warum. Wir werden dir weiterhin dienen und dir vertrauen. Amen."

Ich kann mich nicht erinnern, jemals etwas so Schwieriges wie dieses Gebet getan zu haben. Vielleicht kann niemand, der nicht schon einmal das Leid durchgemacht hat, ein Kind zu verlieren, sich in das hineinversetzen, was Bonnie und ich in diesem Moment fühlten. Aber wir wußten, daß es richtig war. Wir glaubten an Heilung. Wir hatten für Heilung gebetet. Nun war die Zeit gekommen, Ben loszulassen und in die Hände des Herrn zu geben.

Wir standen noch in dieser kleinen Nische und weinten, als die Tür aufflog. Es war einer der Labortechniker. Wir sahen ihn an und erwarteten das Schlimmste. „Sie sollten sich beeilen", sagte er. „Es ist Ben. Sein letzter Bluttest ist normal. Sie bringen ihn gerade zur Operation."

Die Ärzte boten nie eine Erklärung dafür, warum Bens Kaliumspiegel so plötzlich und dramatisch fallen konnte, aber Bonnie und ich hatten bereits alle Erklärungen, die wir brauchten. Wir wußten, daß der Herr unsere Gebete beantwortet hatte.

Er beantwortete sie auch weiterhin. Im Laufe der nächsten sechs Monate mußte sich Ben noch fünf weiteren Operationen unterziehen. Wir lebten während dieser Zeit praktisch im Krankenhaus. Bonnie schlief meistens dort, zusammengerollt auf einer Couch in einem der Wartezimmer.

Ben machte ständig Fortschritte. Schritt für Schritt versuchten die Ärzte, Bens Körper operativ wiederherzustellen, so daß er normal urinieren konnte. In der Zwischenzeit hatten sie ein kompliziertes System von Schläuchen implantiert, die dem Abfallmaterial ermöglichten, an der Seite seines Unterleibs herauszufließen. Er war noch nicht geheilt. Untersuchungen zeigten, daß seine Nieren kaum funktionierten. Ohne funktionsfähige Nieren waren Bens Aussichten auf ein normales, fruchtbares Leben stark verringert. Auch war er viel zu jung als daß die Ärzte eine Nierentransplantation in Betracht gezogen hätten.

Sein Körper reagierte auch nicht immer gut auf die Operationen. Er machte Zeiten durch, in denen seine Organe versuchten, die zahlreichen Schläuche und die anderen implantierten Geräte abzustoßen. Dies war entsetzlich schmerzhaft.

### Jesus trägt all unsere Leiden und Gebrechen

Als Ben nach einer dieser Operationen auf der Intensivstation lag, war er an Monitore angeschlossen, die anzeigten, wenn sein Körper als Reaktion auf die Schläuche mit Krämpfen reagierte. Gelegentlich schlugen die Nadeln auf dem Monitor gewaltig aus und zeigten dadurch an, daß der Krampf begonnen hatte. Die Ärzte sagten, daß die Schmerzen so intensiv waren wie die Geburtswehen einer Frau. Weil Schmerzmedikamente seine

Herzfrequenz verlangsamen würden, konnten sie ihm nichts verschreiben, das den Krampf gelindert hätte.

Ben lag in seinem Bettchen und schrie vor Schmerzen. Manchmal zappelte er so wild herum, daß Blut aus seiner Seite quoll, wo der Schlauch herauskam. Es war fast mehr als ich ertragen konnte, mein Kind so leiden zu sehen.

„O Gott“, betete ich in solchen Momenten, „du sagst in der Bibel, daß dein Sohn Jesus gekommen ist, um all unsere Leiden und Gebrechen zu tragen. Tu das jetzt für Benjamin, Herr. Laß ihn nicht so leiden. Trage jetzt seine Schmerzen, Herr Jesus.“

Uns wurde gestattet zehn Minuten pro Stunde bei Ben zu sitzen. Wenn unsere Zehn Minuten um waren, gingen wir zum Wartezimmer zurück. Während einem dieser stündlichen Besuche warf die Schwester einen Blick auf den Monitor und sagte: „Sehen Sie sich das an! Hier passiert etwas Ungewöhnliches“.

Ich sah auf den Monitor. Die Nadel hatte ganz ausgeschlagen und zeigte an, daß ein Krampf im Kommen war. „Ich weiß“, sagte ich, „es sieht nach einem besonders Schlimmen aus.“

„Das meine ich nicht“, sagte sie, „sehen Sie sich doch mal das Kind an!“

Ich sah Ben an und sah, daß er trotz des Krampfes friedlich schlief. Auf seinem Gesicht lag sogar ein Lächeln. Seine rechte Hand war vor ihm ausgestreckt, als ob sie jemand festhielte.

Mir kamen die Tränen während ich dies beobachtete. Es war als ob Jesus seine Hand ausgestreckt hatte, ihn bei der Hand hielt und buchstäblich seine Schmerzen wegnahm. Weil Jesus ewig Gottes Sohn ist und weil Golgatha ein ewiges Opfer ist, war der Herr fähig, vom Kreuz herunterzugreifen und den Schmerz, den Ben in diesem Moment litt, auf sich zu nehmen.

Ich fühlte, daß der Herr tief in meinem Herzen zu mir redete. „Mahesh“, sagte er, „weißt du, wie du dich fühlst, wenn du deinen Sohn in Qualen siehst und Blut von seiner Seite tropft?“

Ich sagte: „Ja, Sir.“

Der Herr sagte: „Genauso habe ich mich gefühlt, als ich meinen Sohn am Kreuz hängen sah und aus der Wunde an seiner Seite Blut floß. Weil mein Sohn auf diese Weise gelitten hat, muß dein Sohn dies erleiden. Heute habe ich deinen Sohn geheilt.“

Es war wahr. Später führten die Ärzte eine vollständige Untersuchungsreihe durch. Das Ergebnis war, daß Bens Nieren dabei waren, sich zu erholen. Teile seines Harntrakts, die außer Funktion gewesen waren, begannen nun normal zu arbeiten. Die Ärzte wußten nicht, was sie darüber denken sollten. Einer von ihnen vermutete, daß der Röntgenapparat kaputt sei, aber Bonnie und ich wußten es besser. Ich hatte den Herrn zu mir reden gehört und er meinte es genauso, wie er es gesagt hatte. Er heilte unseren Sohn.

Sechs Monate nach seiner Geburt nahmen wir ihn vom Krankenhaus mit nach Hause. Seine Nieren begannen sich zu erholen, wegen seines Alters und wegen der wunderwirkenden Kraft Gottes. Heute, da ich diese Worte schreibe, ist Benjamin Chavda ein gesunder, starker elfjähriger Junge. Er ist vollständig von dem Leiden geheilt worden, das ihm fast das Leben genommen hätte.

Durch die Erfahrung mit Ben war ich für immer verändert. Ich hatte in der Vergangenheit für viele Menschen um Heilung gebetet, aber es würde für mich nie mehr so sein wie früher. Niemals würde ich fähig sein, einem Kranken zu begegnen, ohne mich an die fürchterliche Qual zu erinnern, die Bonnie und ich durchgemacht hatten. Nie wieder würde ich fähig sein, kranken Menschen zu dienen, ohne mich mit der Angst und Verwirrung und dem Leid zu identifizieren, das für sie durch und durch genauso wirklich war, wie es für uns gewesen war. Nie wieder würde ich fähig sein, aus dem selbstsüchtigen Wunsch heraus, Leute beeindrucken zu wollen, um Heilung zu beten.

Der Herr hatte mir während meiner Zeit in Texas vieles über Heilung beigebracht, aber die Erfahrung mit Ben war für mich eine Art nachträglicher Lehrgang im Heilen. Ich würde immer den Schmerz in meinem Herzen tragen, den ich gefühlt hatte, als ich meinen Sohn leiden sah, den Schmerz, den Gott Vater fühlte, als er Jesus leiden sah und das Erbarmen mit dem er auf alle seine Kinder sieht, die leiden. Durch den Schmerz, den ich wegen Ben in meinem Herzen getragen hatte, würde ich immer Raum für die Leiden anderer in meinem Herzen haben.

Kapitel 13

# Der Baum der Zauberer

Nach Bens Heilung nahm das Tempo des Wirkens Gottes in unserem Leben merklich zu. Ich hatte noch immer pastorale Verpflichtungen in der Good News Fellowship Church in Fort Lauderdale, aber der Herr schien den Schwerpunkt meines Dienstes mehr und mehr auf Heilung, Wundertaten und Evangelisation zu verlegen.

Immer wenn ich über die Liebe Gottes sprach, war seine Kraft da, um die Botschaft durch Zeichen und Wunder zu bestätigen. Das Ergebnis war, daß der Umfang meines Dienstes in den Vereinigten Staaten und in Übersee zunahm. Ich leitete Evangelisationskampagnen, Leiterschaftsseminare und Heilungsgottesdienste in der ganzen Welt: Ich besuchte Rußland, Jugoslawien, die Tschechoslowakei, Ägypten, Israel und viele Länder in Europa, Afrika und Lateinamerika. Mein Hauptschwerpunkt war jedoch Afrika, besonders Zaire, Sambia, die Elfenbeinküste, Kamerun und Südafrika. Ich habe jedes Jahr an einem großen Treffen in Jerusalem teilgenommen, das sich International Christian Celebration nannte, und dort während des Laubhüttenfestes stattfand.

In meinem Dienst haben sich drei rote Fäden gezeigt. Der erste ist der Missionsbefehl: Jesu Befehl an alle seine Nachfolger: „Geht in alle Welt und machet zu Jüngern alle Völker." Der zweite ist das Einfühlungsvermögen für das Leid anderer Menschen. Ich habe den Leuten oft gesagt, daß Gott durch die monatelange Arbeit mit behinderten Kindern und die erschütternden Erfahrungen, die Bonnie und ich mit Benjamin gemacht haben, ein keines Stück seines Herzen herausgebrochen und in mich hineingelegt hat. Dadurch daß ich mit den Verletzungen anderer mitfühlte, war ich fähig, sie zu erreichen. Der dritte ist das Übernatürliche. Seitdem mir der Herr damals gesagt hatte, ich solle für meine Mutter beten und ihrer wundersamen Heilung habe ich weiterhin darauf vertraut, daß der Herr mächtig in das Leben von Menschen eingreift. Und das tat er.

**Die Macht des Betens und Fastens**

Unterschätze niemals die Macht des Betens und Fastens! Es ist schon immer das Fundament meines Dienstes gewesen. Es ist zum Beispiel nichts Ungewöhnliches, daß mir der Herr während einer Fastenzeit besondere Worte der Offenbarung und Einsicht in seine Gedanken gibt – manchmal in Situationen, die ich nicht verstanden habe.

Ich werde nie den verblüffenden und peinlichen Fall einer siebzigjährigen Frau vergessen, die blind war und sieben mal Gebet um Heilung empfing! Es war während einer einwöchigen Kampagne 1986 auf der Insel Haiti – ein Land, in dem viele Menschen durch die dämonischen Kräfte des Wodu gebunden sind.

Die Abendveranstaltungen wurden auf freiem Feld außerhalb der Stadt Carrefoure abgehalten, fünf Meilen von den Randgebieten der Stadt Port-au-Prince entfernt. Carrefoure hatte etwa siebenhunderttausend Einwohner. Jeden Abend predigte ich das Evangelium und betete dann für die Kranken.

Am allerersten Abend kam diese siebzigjährige blinde Frau nach vorne zum Gebet und war überzeugt, daß der Herr sie heilen würde. Ich legte ihr die Hände auf und wies den Geist der Blindheit zurecht.

Die Kraft Gottes kam auf sie und sie wurde vom Heiligen Geist umgeworfen. Wenige Augenblicke später wurde ihr wieder auf die Beine geholfen und ich fragte sie: „Können Sie sehen?"

„Nein", sagte sie. Und damit wurde sie in die Menge zurückgeführt, damit mein Team und ich mit anderen beten konnten.

Dies passierte an sechs Tagen hintereinander jeden Abend. Sie war immer die erste in der Reihe, um Gebet für Heilung zu bekommen. Jeden Abend legte ich ihr die Hände auf und wies den Geist der Blindheit zurecht; dann wurde sie vom Geist umgeworfen. Nachdem sie wieder auf den Beinen war, fragte ich wieder: „Können Sie sehen?"

Sie antwortete: „Nein" und verschwand dann in der Menge, genauso blind wie zuvor.

Nachdem das sechs mal so ging, kannst du dir vielleicht meine Reaktion vorstellen, als ich sie am siebten und letzten

Abend der Kampagne wieder in der Reihe stehen sah. Ich dachte, ich würde ihr aus keinem anderen Grund als Mitleid für ihren hartnäckigen Glauben wieder die Hände auflegen.

Wieder einmal wurde sie vom Heiligen Geist umgeworfen, nachdem ich für sie gebetet hatte. Nachdem man ihr wieder auf die Beine geholfen hatte, fragte ich sie wieder: „Können Sie sehen?“

Stell dir meine große Freude vor, als diese siebzigjährige alte Frau des Glaubens sich mit leuchtenden Augen zu mir umdrehte und sagte: „Ich kann deutlich sehen. Halleluja!“

Ich blieb verblüfft. „Herr“, fragte ich während des Rückflugs nach Hause nach der Kampagne, „warum beteten wir sechs mal ohne sichtbare Ergebnisse und dann urplötzlich wurde sie geheilt?“

Ich bekam keine Antwort bis zu meinem nächsten vierzigtägigen Fasten. „Erinnerst du dich an die Frau in Haiti, die nach sechs Abenden, an denen sie Gebet empfing, von ihrer Blindheit geheilt wurde?“ fragte er.

„Ja“, antwortete ich.

„Ihre Blindheit wurde von dämonischen Mächten festgehalten, die einem Tintenfisch ähnelten. Jeden Abend ließ durch dein Gebet ein Arm des Tintenfisches los. Aber erst nachdem der letzte Fangarm abgerissen war, konnte sie ihr Augenlicht zurückbekommen.

Manchmal funktioniert Gebet für Heilung auf diese Weise. Es ist nun deine Aufgabe, treu im Gebet zu sein und meine Arbeit, entsprechend meinem Wort zu heilen“.

Seitdem ich in der Bibel über das Fasten gelesen habe, habe ich es praktiziert und die Frucht davon gesehen, besonders was den Befreiungsdienst betrifft.

Ich habe es mir seit Jahren schon zur regelmäßigen Gewohnheit gemacht, mir jedes Jahr zwei vierzigtägige Fastenzeiten im Januar und August, sowie zwei einundzwanzigtägige Fastenzeiten zu nehmen. Ich weiß, diese Art „Kur“ ist nicht für jeden das Richtige. Aber ich bin sicher, daß es das ist, was der Herr von *mir* erwartet.

Es war nicht immer leicht. Einmal war ich in Texas beim neunzehnten Tag eines vierzigtägigen Fastens, als eine Tüte

Chips auf dem Regal meine Aufmerksamkeit erregte. Sie schienen zu mir zu sagen: „Iß uns, Mahesh. Laß uns doch nicht hier sitzen, salzig, kernig und ganz allein. Iß uns!" Ich schätze das Mitleid für diese Chips machte mir schwer zu schaffen. Ich riß die Tüte auf und verschlang sie bin zum letzten Chip. Dann setzte ich mich hin, leckte mir die Finger, tat Buße und nahm meine Fastenzeit wieder auf und beendete sie ohne weitere Zwischenfälle.

Oft gab mir der Herr, wenn eine Fastenzeit bevorstand, ein spezielles Gebetsanliegen für diese Zeit. Er rief mich zum Beispiel zum Gebet für eine Einzelperson, eine Gemeinde oder eine Stadt. Mit der Zeit berief er mich zur Fürbitte und zum geistlichen Kampf für ganze Nationen.

Einmal sagte er mir, ich solle meine Gebets– und Fastenzeit benutzen, um die Krankheit „Krebs" zu schlagen. In den darauffolgenden Monaten, erlebte ich mehr Erfolge beim Gebet für Krebskranke als je zuvor.

Ein Mann ist mir noch besonders im Gedächtnis geblieben. Sein Vorname war Tony. Ich lernte ihn 1988 bei einem Dienst in Chicago kennen. Tony wurde von vier Männern buchstäblich zur Bühne getragen. Sein Körper war total ausgezehrt von Lymphknoten– und Knochenmarkkrebs; alle Haare waren ihm ausgegangen. Sein Pastor sagte mir, daß er nach Schätzung der Ärzte noch weniger als einen Monat zu leben hatte. Es fiel mir nicht schwer, das zu glauben.

Ich betete und legte ihm die Hände auf. Es war als ob die Kraft Gottes käme und ihn nach hinten umwerfen würde. Er sagte, er fühle, wie Kraft in ihn hineinkomme, aber er sah kein bißchen anders aus.

Ein Jahr später kam ich wieder nach Chicago. Mir wurde ein breiter, gesunder Mann vorgestellt, der mir beim Händeschütteln fast den Arm ausriß. Es war Tony. Er war vollständig geheilt worden!

Während ich etwas über Heilung, Befreiung, Fasten und Gebet lernte, las ich die Berichte über das, was Jesus tat, als er über die Erde ging. Ich dachte mir, wenn Jesus wirklich „derselbe gestern und heute und in Ewigkeit" war (Hebr. 13,8), wie es in der Schrift hieß, dann waren diese Werke heute noch für uns verfügbar. Meine Erfahrung hat gezeigt, daß sie es sind.

Folglich basiert meine Dienst immer und vor allem auf der Bibel. Je mehr ich die unglaublich verschiedenen Kulturen dieser Welt besuche, desto mehr erkenne ich, daß die Botschaft der Bibel wirklich universell ist. Wenn wir wirklich das Evangelium von Jesus Christus predigen, müssen wir nie unsere Botschaft ändern, wenn wir kulturelle Grenzen überqueren.

**Wie Gott mich im Dienst geleitet hat**

Ich achte immer darauf, daß die Leute, die zu meinen Versammlungen kommen, eine einfache Präsentation der biblischen Botschaft hören und die Gelegenheit haben, ihr Leben Jesus Christus zu übergeben. Wir haben ausgerechnet, daß über die Jahre hinweg mehr als eine halbe Million Menschen durch unseren Dienst zur rettenden Erkenntnis Jesu Christi gekommen sind.

Am meisten dienen wir unter den Armen, obwohl ich Leute aus jedem Milieu habe auf das Evangelium reagieren sehen. Sogar Leute aus den mächtigsten Positionen in der Regierung demütigten sich und unterwarfen sich dem Evangelium Jesu Christi, als sie die Heilungen und Wunder sahen, die seine Macht bezeugen.

Wenn es irgendwie möglich ist, laden wir die Neubekehrten zur Wassertaufe ein. Ich erinnere mich, daß ich einmal in Zaire das Vorrecht hatte, mit etwa fünfunddreißig Pastoren der örtlichen Gemeinden zusammenzuarbeiten. Wir tauften ungefähr dreitausend Neubekehrte in einem Fluß. Es war einer der Höhepunkte meines Lebens.

Es war aber auch einer der erschreckendsten Augenblicke in meinem Leben. Weil der Fluß, den wir benutzten, eine internationale Grenze war, wurden wir von einem Zug Soldaten begleitet. Ganz urplötzlich begannen die Soldaten mit ihren Maschinengewehren in den Fluß zu schießen, nicht mehr als ein paar Meter von der Stelle entfernt, an der wir die Taufe abhielten. Ich schaute auf, um zu sehen, warum sie schossen. Ich konnte nichts sehen außer ein paar Baumstämmen, die weiter unten im Fluß trieben.

Dann dämmerte es mir: Das waren keine Baumstämme. Das waren *Krokodile*! Wenn ich nicht gerade im feuchten Schlamm auf den Knien gelegen hätte, wäre ich mit einem Satz aus dem Fluß herausgesprungen. Gott sei Dank wurde niemand verletzt, weder durch die Schüsse noch durch die Krokodile. Gewöhnlich hatten meine Kampagnen folgende Struktur: Abends predigte ich bei einer Reihe von evangelistischen Open-air-Versammlungen und tagsüber gab ich systematische Lehre aus der Schrift und die Fundamente des Glaubens und des christlichen Lebens weiter. Bei all diesen Treffen tat ich Heilungs– und Befreiungsdienste, indem ich den Herrn bat, die Richtigkeit seiner Botschaft durch Werke seiner Kraft zu bestätigen. Manchmal plante ich ganze Tage nur für den Gebetsdienst ein. Bei einer Gelegenheit legte ich in Kinshasa in Zaire mehr als fünfzehntausend Menschen an einem einzigen Tag die Hände auf.

Ich arbeite so eng wie möglich mit den Pastoren aus der Gegend zusammen, weil ich eine bleibende Frucht meines Dienstes in gestärkten örtlichen Gemeinden sehen will. Oft schließt das auch die Gründung neuer Gemeinden ein. Der Leiter einer Konfession sagte mir einmal: „Mahesh, als du 1985 zum ersten Mal nach Kinshasa gekommen bist, hatten wir vier Kirchen. Wegen der Neubekehrten, die durch deine Kampagnen hinzugefügt wurden, haben wir heute allein in Kinshasa mehr als hundert Kirchen".

In der Regel werden alle Kosten für unsere Kampagnen von unserer Missionsorganisation getragen. Trotzdem rege ich dazu an, bei den öffentlichen Treffen ein Opfer einzusammeln, um jedem die Gelegenheit zu geben, sich am Bau des Reiches Gottes zu beteiligen. Diese Gelder werden dann für die Kosten der Kampagne selbst oder für anderweitige evangelistische Dienste in der Gegend verwendet.

Als ich einmal in Afrika einen Dienst tat, gab mir der Herr eine innere Vision von zwei Männern und sagte mir, daß sie von den Gaben gestohlen hatten. Er sagte zu mir: „Ich möchte, daß du diese Männer warnst. Wenn sie es nicht bereuen wird sie noch bevor die Nacht zu ende ist der Engel des Todes besuchen".

Das ist nicht die Art Botschaft, zu der ich normalerweise berufen bin. Ich verkündigte es trotzdem. Innerhalb weniger Minuten kamen zwei Männer nach vorne und gaben zu, daß sie tatsächlich Geld von den Opfern für ihren persönlichen Gebrauch genommen hatten. Zu dieser Zeit waren mehr als hunderttausend Menschen im Publikum und sie gingen mit der Überzeugung nach Hause, daß Gott wirklich das Herz und die Taten jedes Einzelnen von uns kennt!

Die Manifestation der übernatürlichen Kraft Gottes ist ein Schlüsselelement meines Dienstes, besonders in der Dritten Welt. Ich leite regelmäßig Menschen im Gebet um die Taufe im Heiligen Geist und habe den Herrn auf diese Weise schon mehr als dreißigtausend Menschen auf einmal berühren sehen.

Manchmal sehen wir, was ich den „Feuersturm des Geistes" nenne. Bei einem Waldbrand kann die Hitze so intensiv werden, daß ganze Baumgruppen einfach gleichzeitig in Flammen aufgehen. Genauso kann die Salbung in einer Versammlung so intensiv werden, daß ganze Menschenmengen gleichzeitig durch die Gegenwart der Kraft Gottes überwältigt werden. Der Geist scheint in mächtigen Wellen über sie zu kommen.

Wenn dies passiert, scheint es nicht wichtig zu sein, worüber ich predige oder wie ich die Versammlung zu leiten versuche. Der Herr übernimmt einfach die Leitung. Ich habe gesehen, wie ganze Abteilungen von Menschen auf Feldbetten und Tragbahren plötzlich von der Kraft des Geistes berührt und auf die Füße gestellt wurden und vor Freude zu tanzen anfingen.

**Die Festungen des Satans sind zerstört**

Bei meiner Arbeit in Afrika habe ich festgestellt, daß viele Regionen unter der Herrschaft von Hexerei und Zauberei stehen. Massen von Afrikanern leben in Todesangst vor den örtlichen Medizinmännern. Das ist nicht grundlos: Diese Medizinmänner haben entsetzliche geistliche Kräfte, um Krankheit, Katastrophen und Tod auf die Menschen zu bringen. Ich halte oft besondere Seminare für die Pastoren ab über die Kraft und Autorität, die wir in Jesu Namen über die Werke der Finsternis haben.

Konfrontationen mit Zauberern und Medizinmännern sind in unseren Versammlungen nicht selten. In Kananga, einer Provinz von Zaire, einer Region, die dafür bekannt ist, ein Zentrum der Hexerei und Zauberei zu sein, hatte ich einmal einen besonders interessanten Vorfall.

Es war in der Stadt Mbujimai. Ich war im Heilungsdienst tätig. Dort waren mehrere hundert Leute versammelt, um Gebet zu empfangen. Einer davon war der oberste Zauberer der Stadt. Das wußte ich jedoch zu diesem Zeitpunkt noch nicht. Er war von den Medizinmännern der Region engagiert worden, zur Versammlung zu kommen und einen Fluch auf mich zu legen.

Ich bewegte mich durch die Menge und betete über Menschen. Die ganze Zeit über kam ich diesem Zauberer näher, obwohl ich nicht wußte, daß er das war. Schließlich erreichte ich die Stelle, an der er stand und streckte meine Hände aus, um sie auf ihn zu legen. Als ich das tat, hörte ich plötzlich, wie ein seltsames Geräusch von ihm kam. Es klang, als ob mehrere Tiere alle auf einmal aufschrien. Ich schaute zu seinem Gesicht hinauf. Er war ein sehr großer Mann. Seine Augen waren völlig in seinen Kopf gerollt, so daß ich nur das Weiße seiner Augen sehen konnte.

Die einzige Erkenntnis, die ich in diesem Moment hatte war „dieser Mann hat ein Problem“. Das einzige, was mir zu sagen einfiel war: „Segne ihn, Herr“.

Als ich so betete, war es als ob ein Elektrischer Schlag von zweitausend Volt durch seinen Körper fahren würde. Er wurde wie eine Stoffpuppe durch die Luft geschleudert und landete mit einem dumpfen Aufprall etwa dreihundert Meter entfernt. Ich meine, er schlug *hart* auf dem Boden auf. Ich dachte „Herr! Sei behutsam!“.

Ich ging hinüber, um zu sehen, wie es ihm geht. Er versuchte gerade hochzukommen, aber er konnte nicht. Er wand und drehte sich und kämpfte, aber er konnte nicht aufstehen. Es war als ob ein unsichtbarer Engel auf ihm sitzen würde.

Ich fuhr mit dem Gebet für andere fort. Einige Zeit später kam ich zurück, um etwas Wasser zu trinken und sah diesen Mann, wie er bei den Pastoren stand. Erst dann erfuhr ich, wer er wirklich war und was mit ihm geschehen war. Er war unfähig gewesen, vom Boden aufzustehen, erzählte er den Pastoren, bis er Jesus Christus als Herrn angenommen hatte.

Als er mich sah, wurden seine Augen so groß wie Untertassen und er begann zu zittern. Er zeigte auf mich und sagte: „Der Geist, der auf diesem Mann ist, ist größer als jeder Geist, den ich je gesehen habe". Nun, dies war ein Mann, der in seinem Leben schon ziemlich viele Geister gesehen hatte, aber er hatte noch nie etwas wie den Heiligen Geist unseres Herrn gesehen!

Am Ende der Kampagne in der Provinz Kananga sagte ich den Leuten, daß sie die Macht der Medizinmänner nicht länger zu fürchten brauchten, weil sie über die weit größere Macht des Namens Jesu verfügen könnten. Ich leitete sie in einem Gebet, in dem sie der Zauberei und Hexerei entsagten und die Festung Satans in dieser Region niederschmetterten.

Am nächsten Morgen kam ein Bote zu meinem Hotelzimmer. „Es ist etwas Bemerkenswertes geschehen", sagte er. „Der Baum der Zauberer ist niedergebrannt. Sie müssen kommen und es sich ansehen." Ich machte mich gerade fertig, um zum Flughafen zu fahren und ich habe gelernt, nie ein Risiko mit Flugverbindungen in Zentralafrika einzugehen. So sagte ich: „Es tut mir leid, aber ich habe einfach keine Zeit."

Als ich ein Jahr später wieder nach Zaire kam, war die Geschichte des Baums der Zauberer zur Legende in der Gegend geworden. Drei Jahre später war es mir möglich, mir das dramatische Beweisstück dessen, was Gott getan hatte, selbst anzusehen.

Anscheinend hatte sich am letzten Abend der Kananga Kampagne, während ich die Leute im Gebet gegen die Mächte der Finsternis geleitet hatte, eine Gruppe von Medizinmännern an einer Stelle versammelt, die etwa dreißig Kilometer von unserem Versammlungsort entfernt war. Der Platz war durch einen enormen Baum gekennzeichnet, der in der ganzen Gegend als der „Baum der Zauberer" bekannt war. Sie waren dort, um Flüche auf unsere Versammlung und verschiedene Einzelpersonen herabzurufen. Nach einem von ihnen, der später zu Christus gekommen war, diskutierten sie sogar darüber, wessen Fleisch sie essen würden.

Plötzlich, während sie noch sprachen und während wir beteten, sahen sie Feuer über den Himmel zucken. Es schien aus der Richtung unserer Versammlung zu kommen. Es schoß über den nächtlichen Himmel und fiel auf den Baum der Zauberer. Es verzehrte Äste und Blätter und ließ nichts zurück als den nackten Stumpf.

Bis auf den heutigen Tag steht dieser Baum außerhalb Kangas. Einst war er mehr als neunhundert Meter breit. Jetzt sieht er aus wie die Überreste eines riesigen Streichholzes, das vom Kopf nach unten abgebrannt ist. Der Stamm ist nicht gespalten, wie es wahrscheinlich der Fall gewesen wäre, wäre er vom Blitz getroffen worden. Die ersten paar Meter des Stamms sind unberührt, was nicht der Fall wäre, wenn jemand ihn vom Boden aus angezündet hätte. Ich habe mit mehreren Leuten des Dorfes gesprochen, die gesehen hatten, wie das Feuer vom Himmel gekommen war und den Baum von oben bis unten verzehrt hatte. Sie bezeugen auch, daß drei der Medizinmänner später als Folge des Feuers gestorben sind.

Es war schon ein bewegendes Erlebnis für mich, den Baum der Zauberer zu sehen. Als ich zu ihm hinging, um seine Rinde zu berühren, dachte ich an Elisas Frage: „Wo ist der Herr, der Gott des Elia?“ (2. Kön. 2,14). Ich dachte bei mir, *Er ist hier. Er ist unter uns. Er ist mit uns in Kraft und Macht. Er ist hier durch seinen Geist, um seinen Sohn Jesus zu verherrlichen, indem er die selben Werke heute durch seine Diener tut, die er durch Jesus tat – bis hin zu Totenauferweckungen.*

Kapitel 14

# Die Auferweckung von Katshinyi

*„Der Herr zeigt mir, daß hier ein Mann ist, dessen Sohn heute morgen gestorben ist. Wenn du nach vorne kommst und Gebet empfängst, will Gott etwas Wundervolles für dich tun".*

1984 war ich zum ersten Mal wieder in Afrika. Es war das erste Mal seit ich Jahre zuvor in die USA gegangen war, daß ich wieder dorthin kam. Irgendwie hatte ich in meinem tiefsten Inneren immer angenommen, daß mich der Herr eines Tages wieder in das Land meiner Geburt zurückbringen würde. Ich hatte es jedoch nie angestrebt, nie den Herrn gedrängt, es bald zu tun. Ich nahm einfach an, daß er es mir zeigen würde, wenn die Zeit gekommen war.

Bei meiner ersten Reise begleitete ich meinen Freund und Kollegen Derek Prince, einen bekannten Bibellehrer. Wir dienten zusammen an mehreren Orten des Landes Sambia. Dort war es, wo ich eines nachts zu einem Dorf im Busch gerufen wurde, wo ein kleiner Junge an zerebraler Malaria gestorben war. Ich betete, daß er wieder zum Leben kommen sollte, aber nichts passierte. Als ich vor der Hütte seiner Familie stand und der afrikanische Wind um mich herumwirbelte, hörte ich die Stimme des Heiligen Geistes: *„Weil du treu im Glauben warst"*, sagte der Herr, *„werde ich dich große Dinge sehen lassen"*.

Nun war es 1985 und ich kam zurück. Wieder reiste ich mit Derek. Wieder gingen wir hauptsächlich nach Sambia. Ich machte jedoch einen Abstecher nach Zaire und reagierte damit auf eine Einladung, die im Januar mit der Post gekommen war.

Die Einladung war auf vergilbtem Briefpapier und mit einer alten mechanischen Schreibmaschine geschrieben worden. Einige Buchstaben fehlten. Der Schreiber stellte sich als ein Pastor aus Zaire vor, dem ich während eines Heilungsgottesdienstes beim Laubhüttenfest in Jerusalem gedient hatte.

Er schrieb: „Mit mir zusammen war ein anderer Bruder aus Zaire dort, der schon seit vielen Jahren an einem ernsten Rükkenleiden litt. Als du für ihn gebetet hast, fiel er durch den Heiligen Geist zu Boden; und als er wieder aufstand, war er vollständig geheilt. Preis dem Herrn! Der Herr hat uns gezeigt, daß unsere Nation für immer verändert werden wird, wenn du nach Zaire kommen und unserem Volk dienen wirst". Unterschrieben war der Brief mit Pastor M'Poy M'wambi.

Ich zögerte. Ihre Nation für immer verändern? Wer waren diese Leute? Ich konnte mich nicht an sie erinnern – dort in Jerusalem waren immer so viele Leute, die nach Heilung suchten. Das äußere Erscheinungsbild der Einladung ließ in mir die Frage aufkommen, wie sie jemals in der Lage sein würden, die Versammlungen zu arrangieren, wenn sie noch nicht einmal eine Schreibmaschine mit allen Buchstaben besaßen!

Doch ihre Anfrage ging mir nicht aus dem Kopf. Ich kämpfte mit mir Selbst. Sollte ich um die halbe Erde reisen zu einem Ort und zu Leuten, über die ich nichts wußte? Ich hörte keine Antwort Gottes auf die Frage, was ich tun sollte.

Ich besprach die Situation mit Jim Croft und er fragte: „Was wird das kosten?" Das war es! Sicher würde schon das Flugticket allein mehr kosten als unser schmales Budget erlaubte. Ich würde meine Sekretärin beauftragen müssen, sich nach dem Preis zu erkundigen. Dann würde ich zurückschreiben und ihnen mitteilen, daß es im Moment für mich finanziell unmöglich sei, daß ich ihre Anfrage jedoch zu einem späteren Zeitpunkt nochmals in Betracht ziehen würde.

Als ich die Information bekam, mußte ich zweimal hinsehen. Die ganze zusätzliche Reiseetappe – von Sambia, wo ich mit Derek sein würde nach Zaire und zurück – kostete insgesamt siebenundzwanzig Dollar! Ich war noch nie zuvor für nur siebenundzwanzig Dollar irgendwohin geflogen und auch seitdem ist mir das nicht wieder passiert.

Wir sollten unsere zweimonatige Reise Ende Mai antreten. Aber Anfang Mai stellte sich eine Komplikation ein, eine schwere Komplikation.

**Ein zweiter Sohn, ein zweiter Kummer**

Im Februar erfuhren wir, daß Bonnie unser viertes Kind erwartete. Es sollte im September geboren werden. Unsere Töchter Anna und Serah waren ohne Komplikationen in den vier Jahren nach Bens Geburt zur Welt gekommen. Als wir damals die Tortur mit Ben durchgemacht hatten, hatten wir geglaubt, daß wir nun genug Leid, das die Gesundheit eines Kindes betraf, durchgemacht hatten. Wir hatten uns geirrt.

Wenige Tage, nachdem sie entdeckt hatte, daß sie schwanger war, bekam Bonnie Blutungen. Die Ärzte sagten, sie habe einen schweren Fall von etwas, das sich „Plazenta previa centralis" nannte. Die Plazenta sei, wie sie sagten, einer großen Belastung ausgesetzt und die Schwangerschaft gefährdet.

Uns wurde gesagt, selbst die geringste Hoffnung, ein lebendes Kind zur Welt zu bringen, würde davon abhängen, daß Bonnie für den Rest der Schwangerschaft strikte Bettruhe einhielt. So legte sich Bonnie ins Bett und ich wurde Mutter und Vater.

Ich hatte zuvor schon für tausende von Leuten um Heilung gebetet und ich dachte zu wissen, was es bedeutete, ernstlich zu beten. Trotzdem kann ich dir versichern, daß ich noch nie so ernstlich für jemanden gebetet hatte wie damals für Bonnie. Zugegeben, meine Motive waren nicht ganz selbstlos. Bis sie stark genug sein würde, um das Bett wieder zu verlassen, mußte ich mich ganz alleine um unsere drei kleinen Kinder kümmern! Gott sei Dank für die Hilfe unserer „Adoptivgroßmutter" Lois Hanks, einer Frau aus unserer Gemeinde, die wir „Yoo-Hoo" nennen.

Im April schien alles trostlos. Unser Geburtshelfer informierte uns, daß die Chance, daß das Baby lange genug ausgetragen werden könnte, nur 25 Prozent betrug. Selbst dann könne man nicht sagen, welche Komplikationen auftreten könnten. Seine hauptsächliche Sorge galt Bonnie, aufgrund der Gefahren der Blutungen. Schon eine geringfügige Krise konnte leicht eine Situation herbeiführen, in der man ihren Blutverlust nicht schnell genug ausgleichen konnte, um ihr Leben zu retten. Noch immer respektierte er unsere Bestrebungen, alles, was möglich ist zu tun, um das Leben des Kindes zu retten.

Wir lebten im „Jetzt“ und versuchten, uns keine Gedanken über die Zukunft zu machen. Gelegentlich setzten bei Bonnie vorzeitige Wehen ein. Während einer dieser Phasen brach die Hälfte der beschädigten Plazenta ab und wurde ausgeschieden. In diesen Zeiten bissen wir die Zähne zusammen und beteten. In mehr als einer Situation beschlossen wir, daß uns eine lustige Ablenkung willkommen wäre. Ich legte mich dann zu Bonnie aufs Bett und wir hörten Kassetten von Bill Cosby und lachten.

Am siebenundzwanzigsten April bekam Bonnie richtige Wehen. Sie war knapp vierundzwanzig Wochen schwanger. Sie wurde schnellstens ins Krankenhaus gebracht und bekam wehenhemmende Mittel. Gleichzeitig wurde sie für eine Frühgeburt vorbereitet. Dann hörten die Wehen wie durch ein Wunder plötzlich auf. Wir sahen den Arzt an, er sah uns an – es gab nichts zu tun als zu warten. In der nächsten Woche hatte keiner von uns viel Schlaf. Es schien als ob wir uns der letzten Marke des Marathonlaufs um das Leben unseres Kindes näherten. Jeder Tag erhöhte die Chancen des Babys.

Am fünften Mai wurde Aaron Chavda geboren. Er wog sechshundertachtzig Gramm. Ich kann mich erinnern, wie ich ihn im Brutkasten betrachtete und verwundert dachte: „Das ist mein Sohn“. Er war das winzigste menschliche Wesen, das ich jemals gesehen hatte. Seine ersten Laute waren drei kleine „miaus“ wie die Laute eines kleinen neugeborenen Kätzchens, als er schnellstens zur intensiven Betreuung zur Neugeborenenstation gebracht wurde.

Unser Geburtshelfer, dessen lange Wache bei uns sich nun dem Ende nahte, weil jetzt ein neues Team von Spezialisten den Fall übernahm, sah uns an und sagte: „Ich habe noch nie jemanden gesehen, der Gott näher gewesen wäre als Sie.“

In den nächsten paar Tagen zeigte sich, daß Aaron eine ganze Anzahl schwerer Komplikationen hatte. Dies schloß Blut in seiner Rückenmarksflüssigkeit ein, was nach Meinung der Ärzte ein Anzeichen für Hirnblutungen und einen möglichen Gehirnschaden war. Außerdem hatte er eine vollständige Darmverstopfung, die dadurch hervorgerufen wurde, daß ein Abschnitt seines Darmes einige Zeit außer Funktion gewesen war und eine toxische Bauchfellentzündung hervorgerufen hatte. Dieser Zustand gab Anlaß zu der Befürchtung, daß eine zystische Fibrose oder ein damit verwandter Geburtsfehler vorhanden sein könnte.

Bonnie und ich sahen uns ungläubig an. An diesem Punkt waren wir schon einmal gewesen! Die Erinnerungen an die Tortur mit Ben wurden wieder lebendig. Trotzdem, obwohl wir diese Art Schmerz schon vorher erlitten hatten, kam diese neue Situation mit ihren eigenen Ängsten. Wir gingen diesen Weg mit *diesem* Sohn zum ersten Mal. Wiederum wußte nur der Sohn Gottes, wohin er uns führen sollte.

**Ein schmerzvoller Entschluß**

Ich sollte in der darauffolgenden Woche nach Afrika abreisen. Ich zermarterte mir den Kopf darüber, was ich tun sollte. Die Pläne für die Reise waren so komplex, daß es unmöglich war, sie zu ändern. Ich wollte nicht aus einer Missionsreise aussteigen, zu der ich mich so klar von Gott berufen fühlte. Ich wollte die Menschen nicht enttäuschen, die auf mich warten würden. Aber ebenso wollte ich Bonnie in solch einer schmerzhaften Zeit nicht alleine lassen. Es schien offensichtlich, wenn der Herr nicht in dramatischster Weise eingreifen würde, hatte Aaron nur noch ein paar Tage zu leben. Wenn ich wegfahren würde, würde Bonnie ihn alleine beerdigen müssen.

Schließlich beschlossen wir, daß ich wie geplant nach Afrika gehen sollte. Ich habe noch nie eine so schwere Entscheidung getroffen. Ich hätte sie nie ohne Bonnie treffen *können*. „Dein Auftrag ist, dorthin zu gehen, wohin dich der Herr beruft", sagte sie. „Nach dem, was wir mit Ben durchgemacht haben weiß ich, daß es nicht darauf ankommt, ob du hier bist oder nicht, sondern darauf, ob der Herr hier ist. Und ich weiß, er ist hier. Wenn Aaron überlebt, dann nur weil der Herr eingreift und nicht weil du zu Hause bist."

Bevor ich die Reise antrat, verbrachte ich noch einige Minuten allein mit Aaron. Ich salbte ihn mit Öl und betete über ihm. Dann sagte ich: „Aaron, es sieht so aus, daß ich dich vielleicht nie wiedersehe. Ich möchte, daß du weißt, daß dein Vati dich liebt. Aber Jesus liebt dich sogar noch mehr. Wenn ich dich hier auf dieser Erde nie wiedersehe, weiß ich doch, daß ich dich im Himmel sehen werde." Dann fuhr ich zum Flughafen.

Unsere Zeit in Afrika unterlag von Anfang an einer mächtigen Salbung. Wir sahen Heilungen, Befreiungen und Bekehrungen. Trotzdem war ich mit meinen Gedanken immer bei Bonnie und Aaron. Einmal gelang es mir, Bonnie von Sambia aus telefonisch zu erreichen. Ich war außer mir vor Freude, als ich hörte, daß Aaron noch am Leben war. Am darauffolgenden Tag nahm ich das Flugzeug nach Zaire.

Diese Woche in Kinshasa war anders als alles, was ich je zuvor erlebt hatte. Ich befand mich mitten in einer größeren Offenbarung des Heiligen Geistes. Die Familie des Präsidenten des Landes nahm an der Kampagne teil. Der führende General der Armee und der Leiter der Beamtenschaft bekehrten sich und wurden vom Heiligen Geist erfüllt. So viele Kranke kamen, um Heilung zu suchen, daß ich an einem Tag von morgens neun bis abends sechs nichts anderes tat als dazustehen und den Menschen, die in einer langen Reihe an mir vorbeigingen, die Hände aufzulegen. Es wurde geschätzt, daß wir allein an diesem Tag für mehr als fünfzehntausend Menschen gebetet hatten.

Am nächsten Tag hatte ich vor der Abendversammlung eine einstündige Pause. Ich hinterließ im Hotel die Anweisung, mich unter keinen Umständen zu stören. Ich wollte nur meine Füße hochlegen und mich ein paar Minuten ausruhen. Ich hatte mich gerade hingelegt, als es an der Tür klopfte. Es war jemand vom Hotelpersonal. Er sagte, es täte ihm furchtbar leid, mich stören zu müssen, aber eine Gruppe von Männern im Foyer bestand darauf, mich zu sehen. Lustlos schleppte ich mich ins Foyer. Dort fand ich fünfundzwanzig Mitglieder des Landesparlaments vor, die auf den Knien lagen und mich baten, ihnen die Hände aufzulegen und sie zu segnen.

Das weit am meisten denkwürdige Ereignis der Reise ereignete sich am Mittwoch morgen, als ich im Kasavubu Squire Kinshasas vor mehr als dreißigtausend Menschen sprach. Ich hatte gerade zu reden aufgehört und war vom Mikrofon zurückgetreten, als der Heilige Geist zu mir redete: *„Hier ist ein Mann, dessen Sohn heute morgen gestorben ist"*, sagte er, *„lade ihn* *ein, nach vorne zu kommen und Gebet zu empfangen. Ich möchte etwas wundervolles für ihn tun".*

Als ich den Herrn diese Worte sagen hörte, fühlte ich plötzlich einen stechenden Schmerz in meinem Herzen. Ich dachte an meinen Sohn Aaron, der zuhause in Amerika auf der Intensivstation lag. Soviel ich wußte, könnte *ich* der Mann sein, dessen Sohn heute morgen gestorben war.

Ich gehorchte. Ich ging zurück zum Mikrophon und sagte, was der Herr mir aufgetragen hatte. Beinahe sofort kam ein Mann aus dem Hintergrund der Menge nach vorne gerannt. Er warf seine Arme in die Luft und schrie: „Es ist ich! Es ist ich!" Ich legte meine Hände auf seine Schultern und betete für seinen Sohn. Dann blickte ich ihm nach, wie er davonrannte.

**Die Geschichte von Katshinyi**

Mulamba Manikai lebte mit Frau und Sohn in der Lumbi Straße, in Mikondo, einem Stadtteil von Kinshasa. Anders als die meisten ihrer Nachbarn und die meisten ihrer Verwandten waren sie Christen. Als Mulamba hörte, daß im Zentrum Kinshasas Versammlungen sein würden, bei denen ein Mann aus Amerika das Wort Gottes predigte, legte er sich seine Arbeit so, daß er teilnehmen konnte. Obwohl ich das zu dieser Zeit nicht wußte, war er einer der zweitausend Menschen, die an unserer ersten Veranstaltung am Montag morgen teilgenommen hatten.

Als er an diesem Tag nach Hause kam, war er erschüttert zu erfahren, daß sein sechsjähriger Sohn Katshinyi schwer krank geworden war. Mulamba erzählt, was dann geschah:

„Als ich von der Versammlung nach Hause kam, war mein Sohn gelähmt. Er konnte nicht essen, nicht stehen, nicht sitzen. Als ich seinen Körper berührte, fühlte sich seine Haut heiß an.

Meine Frau rief meinen älteren Bruder Kuamba. Er war sauer auf mich. 'Dein Kind ist krank. Wie kannst du diese Sache mit Gott über dein Kind stellen?'

Am Dienstag brachten mein Bruder und ich das Kind zu der Apotheke der Firma, für die ich arbeitete. Sie führten Tests durch. Sie sagten uns, daß er zerebrale Malaria habe. Es war sehr schlecht. Sie sagten uns, wir sollten am nächsten Tag zur Klinik in Mikondo gehen und sie würden uns Medizin geben.

Wir mußten am Mittwoch sehr früh aufstehen, um zur Mikondo Klinik zu kommen. Ich war sehr besorgt. Mein Sohn hatte nun schon vierundzwanzig Stunden nicht gesprochen. Er hatte sich nicht bewegt. Als wir uns der Klinik näherten, beugte mein Sohn plötzlich den Rücken und warf den Kopf zurück. Dann wurde er ganz schlaff. Er atmete nicht. Sein Herz schlug nicht. Er war in meinen Armen gestorben. Es war etwa fünf Uhr morgens.

Der Arzt im Krankenhaus gab meinem Sohn eine Spritze, um ihn wiederzubeleben. Sie zeigte keine Wirkung. Er steckte Nadeln in die Arme und die Brust meines Sohnes. Noch immer reagierte er nicht. Schließlich sagte er zu mir: 'Ihr Sohn ist tot. Ich kann nichts mehr für ihn tun. Sie müssen ihn zum Mama Yemo Hospital in Kinshasa bringen und dort den Totenschein ausstellen lassen, um ihn begraben zu können'.

Im Krankenhaus warfen sie einen Blick auf meinen Sohn und sagten, 'er ist tot'. Ich sagte: 'Können Sie nichts mehr für ihn tun?' Sie sagten: 'Sie müssen eine Begräbniserlaubnis für die Leiche Ihres Sohnes kaufen gehen'. Aber ich hatte kein Geld. So ließ ich den Toten im Krankenhaus bei meinem Bruder. Ich ging zu der Firma, bei der ich arbeitete, um zu sehen, ob ich mir etwas Geld leihen könnte. Als ich auf die Straße hinaustrat betete ich: 'Du bist der große Gott. Wenn es dir Ehre bringt, daß Katshinyi stirbt, dann laß ihn sterben. Aber wenn nicht, dann laß ihn wieder leben. Ich habe so vielen Leuten erzählt, daß du der gute Hirte bist. Wie werden sie mir das glauben können, wenn mein Sohn stirbt?'

Ich erinnerte mich an die Geschichte in der Bibel, wo Tabita stirbt. Petrus, der Diener des Herrn ist gerade in ihrer Stadt angekommen. Er betet für sie und sie kommt wieder ins Leben zurück. Dann redete der Herr zu mir. Er sagte: 'Warum weinst du? Mein Diener ist in dieser Stadt. Gehe zu ihm.'

Ich ging zum Kasavubu Squire, wo ich Mahesh hatte predigen hören. Als ich ankam, trat er gerade vom Mikrophon zurück. Ich war traurig, denn ich dachte, daß er nun damit fertig war, für Leute zu beten. Dann ging er wieder zum Mikrophon. Er sagte:

'Der Herr hat mir gezeigt, daß hier ein Mann ist, dessen Sohn heute Morgen gestorben ist. Komm nach vorne und der Herr wird etwas Wundervolles tun.'

Ich rannte nach vorne. Mahesh betete für mich. Ich fühlte eine große Freude. Ich fühlte Glauben in mir. Ich wußte, Gott würde die Gebete erhören. Ich rannte sofort zum Krankenhaus zurück."

Während Mulamba weg war, blieb sein älterer Bruder Kuamba bei Katshinyis Leichnam im Krankenhaus. Er beschreibt, was passierte:

„Wir wurden alleine gelassen. Wir weinten. Viele Menschen versammelten sich um uns herum und weinten. Die Krankenschwestern sagten, wir sollten nach Hause gehen, weil das Kind schon gestorben war.

Es war Mittag. Ich saß da und hielt den Leichnam vom Sohn meines Bruders in den Armen. Plötzlich fühlte ich, wie er sich bewegte. Dann nieste er. Er setzte sich in meinen Armen auf und fragte nach etwas zu Essen. Er begann zu sagen: 'Wo ist mein Vater? Wo ist mein Vater?'

In diesem Moment kam sein Vater zurück. Als er das Kind schreien hörte: 'Wo ist mein Vater?' war er so voll Freude. Er erzählte uns, wie er zu der Kampagne gegangen war und gehört hatte, daß der Mann sagte, er soll nach vorne kommen. Alle Leute im Krankenhaus, auch die Krankenschwestern waren erstaunt. Mein Bruder pries Gott mit lauter Stimme. Viele dachten, er wäre verrückt, weil er so schrie. Er sagte: 'Gott ist gut. Er ist treu. Meine Tränen haben sich in Freude verwandelt'.

Am nächsten Tag gingen wir zu der Kampagne. Wir wollten dem Mann gegenüberstehen, der von diesem Wunder erzählt hatte. Wir sahen, wie Blinde wieder sehen konnten. Wir sahen, wie Lahme ihre Krücken wegwarfen. Als wir diese Dinge sahen, sagten wir, daß Gott gut ist. Unsere ganze Familie hat Buße getan. Wir haben dann an den Herrn Jesus Christus geglaubt."

### „Ich werde dich große Dinge sehen lassen"

Ein paar Wochen später kehrte ich nach Fort Lauderdale zurück. Meine erste Frage, als ich vom Flugplatz abgeholt wurde war: „Wie geht es Aaron?“ Du kannst dir meine Freude vorstellen, als ich hörte, daß er noch lebte! Er hatte die Operation überlebt. Es war ein Kampf gewesen, aber er hatte über all diese Wochen am Leben festgehalten und hatte täglich an Kraft und Gesundheit zugenommen. Heute, wo ich diese Zeilen schreibe ist Aaron ein heiterer, kräftiger fünfjähriger Junge. Der Herr hat ihn vollständig geheilt.

Seit diesem ersten Besuch 1985 bin ich mehrmals wieder in Kinshasa gewesen. Unser Team hat viel Zeit mit Mulamba und seinem Bruder verbracht. Wir haben mit Pastoren aus der Gegend und auch mit Ärzten und Schwestern von der Mikondo Klinik und dem Mama Yemo Hospital gesprochen. Sie alle haben den Bericht von Katshinyis Krankheit, seinem Tod und seiner Auferweckung bestätigt.

Wir haben auch Zeit mit Katshinyi und seiner Familie verbracht. Sie leben immer noch in der Lumbi Straße 26 in Mikondo, einem Stadtteil Kinshasas. Mulambas Bruder Kuamba und alle anderen Mitglieder ihrer Familien folgen noch immer treu dem Herrn Jesus nach. Mulamba und Kuamba haben eine Bibel– und Gebetsgruppe gegründet, sowie einen Kinderchor mit fünfundsiebzig Kindern.

Katshinyi ist ein außergewöhnlich normaler kleiner Junge. Er erinnert sich nur vage an die Einzelheiten dessen, was ihm an diesem außergewöhnlichen Tag im Jahre 1985 widerfahren ist. Seine Beine und Füße tragen noch die Narben an den Stellen, wo die Ärzte in der Mikondo Klinik ihn mit einer offenen Flamme brannten, um sich zu bestätigen, daß er tatsächlich tot war.

Am letzten Tag dieser bedeutungsvollen Kampagne 1985, einem Sonntag, kam Mulamba nach vorne, um zum ersten Mal öffentlich davon zu berichten, was der Herr Großes für seinen Sohn getan hatte. Tausend Gedanken schwirrten durch meinen Kopf. Ich dachte daran, daß hunderte von Leuten diese Woche von der heilenden Kraft Gottes berührt worden waren. Ich dachte daran, daß Tausende ihr Leben Jesus Christus übergeben hatten. Ich dachte an die Wunder der Liebe Gottes, die ich nicht nur in dieser Woche, sondern über die Jahre hinweg gesehen hatte.

Ich mußte besonders an diese einsame Nacht ein Jahr zuvor denken, als ich vor einer Hütte im Busch im Nordwesten von Sambia gestanden hatte, nachdem ich ohne Erfolg für die Auferweckung eines toten Kindes gebetet hatte. *„Weil du treu im Glauben warst"*, hatte der Herr zu mir gesagt, *„werde ich dich große Dinge sehen lassen."*

Dieses Kind, für das ich gebetet hatte, war zum Zeitpunkt seines Todes fünf Jahre alt gewesen. Jetzt, ein Jahr danach, hatte ich miterlebt, wie ein sechsjähriges Kind, das an derselben Krankheit litt, in Antwort auf meine Gebete vom Tode auferweckt wurde. Zur selben Zeit hatte ich erlebt, wie das Leben meines eigenen Kindes durch die wunderwirkende Liebe Gottes bewahrt wurde. Ich hatte mein Bestes getan, um treu zu sein und Gott war seinem Wort treu gewesen. Er hatte mich große Dinge sehen lassen, die meine wildesten Vorstellungen überstiegen.

Ich dachte wirklich: Nichts, was der Herr tun würde könnte mich jetzt noch überraschen.

Kapitel 15

# „Setze die Nationen frei“

„Bitte, Sir, bitte. Würden Sie für meine kleine Tochter beten?“

Ich hatte gerade eine Heilungsversammlung in der Provinz Sachibandu im Nordwesten Sambias beendet. Ich war dort für einige Tage gewesen und hatte einigen der mittellosesten und verlassensten Menschen gedient, die ich je gesehen hatte. Viele von ihnen besaßen nur die Kleidung, die sie am Leib trugen. Die meisten hatten keine Schuhe. Tausende strömten von den umliegenden Dörfern herbei, und wollten unbedingt das Wort Gottes hören und von seiner Kraft berührt werden.

Gott hatte ihren Glauben gewürdigt. Ich legte Menschen die Hände auf und betete für sie und sie fielen überwältigt von der eindeutigen Gegenwart des Heiligen Geistes zu Boden. Ein Mann, dessen Knöchel von Geburt an auf groteske Weise verdreht und verunstaltet gewesen waren, wurde sofort geheilt. Es gab viele andere wunderbare Heilungen, zu viele um sie alle aufzuzählen.

Jetzt drehte ich mich um, um die Frau anzusehen, die mich gerufen hatte. Sie sagte: „Sir, ich habe gesehen, wie diese Leute geheilt wurden. Würden Sie für meine kleine Tochter beten?“

„Natürlich“, sagte ich „Wo ist sie denn?“

Die Frau hob den Saum ihres Kleides hoch. Dort, versteckt unter den Röcken ihrer Mutter, stand ein kleines Mädchen. Sie schien etwa drei Jahre alt zu sein.

Ich kniete mich hin, um ihre Hand zu nehmen. Als ich sie zu mir hinzog konnte ich häßliche rote Geschwüre an ihrem ganzen Körper sehen. Offensichtlich hatte sie eine schreckliche Hautkrankheit. Schon der bloße Anblick ließ mich erzittern. Ich konnte nur vermuten, wie stark ihre Schmerzen sein mußten.

Dann bemerkte ich den Rücken der Mutter. Ihr Umhang war ihr von der Schulter gerutscht. Auch ihre Haut war mit wunden Stellen bedeckt. Es sah wie Lepra aus.

Ich betete für beide und legte dabei meine Hände auf ihre Schultern. Die Mutter schaute mit Tränen in den Augen zu mir auf und sagte: „Danke, Sir. Wir hatten schon viele Prediger, die zu uns gekommen sind, aber Sie sind der Erste, der sich herabgelassen hat, uns zu berühren. Danke, daß Sie aus Amerika gekommen sind, um für uns arme Leute zu beten."

Auch meine Augen füllten sich mit Tränen. Sicher, dachte ich, war das Herz Gottes für diese Leute. Sicher hatte Jesus von solchen Leuten gesprochen als er sagte: „Der Geist des Herrn ist auf mir, weil er mich gesalbt hat, Armen gute Botschaft zu verkündigen; er hat mich gesandt, Gefangenen Befreiung auszurufen und Blinden, daß sie wieder sehen, Zerschlagene in Freiheit hinzusenden, auszurufen ein angenehmes Jahr des Herrn" (Lk. 4,18-19).

Als ich wegging, fühlte ich, wie mir der Herr die Geschichte von Elia in der Höhle am Berg Horeb ins Gedächtnis rief (1. Kön. 19). Er war auf Widerstand gestoßen, weil er dem Befehl Gottes gehorcht hatte und war in diese Höhle geflohen, in der er sich vor seinen Feinden versteckte.

„Was tust du hier, Elia?", fragte der Herr. Elia machte sich Luft über seinen ganzen Jammer und versuchte zu erklären, warum er sich in einer Höhle versteckte. Wieder stellte der Herr seine Frage und wieder gab Elia seine Antwort.

Dann hörte der Herr auf, Fragen zu stellen und begann, Befehle zu geben: „Geh den Weg zurück, woher du gekommen bist...!" Er sandte Elia aus, um für die zu beten, die Israel freisetzen würden.

Jetzt fühlte ich, wie der Herr zu mir redete: „Empfindest du Mitleid für diese Menschen?", fragte er.

„Ja, Sir", sagte ich.

„So wie du für diese Menschen empfindest, empfinde ich für die Nationen. Ich habe Mitleid mit ihnen. Sie sind verletzt. Sie sind wie diese Frau hungrig nach allem, was sie von mir empfangen können. Ich will meine Gemeinde zu ihnen senden, um sie zu berühren, für sie zu beten, sie zu speisen und sie zu heilen. Aber meine Gemeinde ist wie versteckt in einer Höhle, wendet ihr Gesicht von den Armen und Bedürftigen ab und verhärtet ihr Herz gegenüber den Nationen. Die Salbung ist da, aber sie sehen sie nicht. Ich will meine Gemeinde gebrauchen, um die Nationen freizusetzen."

**Ich, ein Missionar für Amerika?**

Gott hat mich nicht nur berufen, sein Wort und seine Heilung zu den Armen in der Dritten Welt zu bringen. Genauso wie ich in Afrika gesehen habe, wie viele geheilt wurden, habe ich das mächtige Wirken des Heiligen Geistes auch in Amerika gesehen. Als ich zum Beispiel 1988 auf der World Missions Conference for the Christian Broadcasting Network (CBN) Universität in Virginia Beach in Virginia einen Dienst tat, wurde ich gebeten, in der TV-Show „Straight Talk" aufzutreten. Während der Sendung empfing ich ein Wort der Erkenntnis, daß der Herr eine „Frau in roter Kleidung" heilen würde, die an schrecklichen Schmerzen in den Knien litt.

Später rief eine Frau aus Colorado Springs bei CBN an und sagte, daß sie einen roten Pullover trug und von lähmender Arthritis geheilt worden war. Die Frau weinte am Telefon und erzählte, daß sie wegen der sich verschlimmernden Arthritis nicht mehr in der Lage gewesen sei, ihre Kinder zu versorgen. Sie berichtete, daß sie gefühlt hatte, wie Wärme durch ihre Knie strömte und dann war der Schmerz von ihr gewichen. Insgesamt gab es fast zwanzig Reaktionen von Frauen in roter Kleidung, die sagten, daß sie während der Sendung Heilung erfahren hatten.

Ein Mann rief an und berichtete, während der Sendung von Arthritis geheilt worden zu sein. Er hatte die Couch nicht mehr verlassen können, weil er so starke Schmerzen in den Knien hatte. Als er Gottes heilende Berührung gespürt hatte, sagte er, war er nach draußen gegangen und die Treppen vor seinem Zuhause rauf und runter gerannt.

Ich werde nie die Massenversammlung in Richmond, Virginia vergessen, die von New Generations Campus Ministries finanziert worden war und sechzig schwarze Universitäten Amerikas mit dem Evangelium erreichte. Als ich Während der Veranstaltung den Leitern die Hände auflegte, sang etwa sieben Meter entfernt auf der Bühne eine Gruppe von Studenten. Ich drehte mich zu ihnen um und sie alle fielen überwältigt von der Kraft des Geistes von der Bühne herunter.

Zur selben Zeit kam der Wind des Heiligen Geistes auf eine gelähmte Frau in einem Rollstuhl. Im Publikum war kein Luftzug, aber das Haar der Frau wehte. Ich sagte zu ihr: „Der Heilige Geist ist über Ihnen."

Sie antwortete: „Ich habe mich noch nie so gefühlt." Dann stand sie aus dem Rollstuhl auf.

Während es ein besonderes Vorrecht für mich war, Gottes Hand und Heilung in den Vereinigten Staaten zu sehen, geschah es in einem Hotelzimmer am siebten März 1986 in Washington D.C., daß ich mehr von dem Wesen meines Dienstes in Amerika verstand.

Ich hatte gerade das große Vorrecht gehabt, den nationalen Tag des Gebets und Fastens für Amerika im Repräsentantenhaus zu leiten und war dann in mein Hotelzimmer zurückgekehrt. Plötzlich war mir, als ob mir die Schuppen von den Augen fielen. Als „Adoptivsohn" dieser Nation schuldete ich Amerika tiefe Dankbarkeit. So war ich überrascht über das, was mir der Herr in jenem Hotelzimmer sagte.

„Ich habe dich auch berufen, ein Missionar für Amerika zu sein", sagte er.

„Ich?", dachte ich, „aber ich hatte immer in erster Linie ein Herz für die armen und zerbrochenen Menschen in der Dritten Welt! Was habe ich Amerika schon zu bieten?"

Als dann Gottes Absichten deutlicher wurden, beantwortete er mir Fragen, die mich seit vierzehn Jahren im Gebet und Fasten begleitet hatten. Ich hatte mich fremd und alleine gefühlt, während ich meine langen und häufigen Fastenzeiten durchhielt. Ich wußte, daß Gott mich zu solchen Gebets- und Fastenzeiten zwang.

In jenem Hotelzimmer sagte der Herr: „Ich habe Beten und Fasten in deinem Leben zu einer lebendigen Realität werden lassen. Gehe jetzt durch diese Nation und gebe diese Gabe weiter und trainiere Tausende, die ich dir zeigen werde. Satan will das Land von Innen heraus zerstören und hat viele böse Festungen über Amerika aufgebaut. (Trotzdem) ist es mein Wille, daß von

Amerika ein mächtiger Vorstoß des Evangeliums zu allen Nationen geht....

Satan plant, diese Nation zu schwächen und zu zerstören. Es wird das Werk von Gläubigen sein, die bereit sind, den Preis des Gebets und Fastens zu bezahlen, daß Amerika stark bleibt, denn diese Art (übler Geist) kann durch nichts ausfahren, als nur durch Gebet und Fasten..."

Ich hatte vierzehn Jahre lang um eine Offenbarung Gottes in Amerika gebetet und in jenem Hotelzimmer im Kapitol der Nation wurde alles deutlich. Der Schlüssel zum Sieg über die bösen Festungen: Säkularer Humanismus, Abtreibung, Kommunismus, Drogen, Scheidung, Pornographie, Kindesmißbrauch und Atheismus würde durch geistliche Kampfführung kommen.

Am Anfang wurde Amerika als ein Land aufgebaut, in dem Menschen aufgefordert wurden, dem lebendigen Gott zu dienen und alle seine Gaben zu genießen. Doch mit den Jahren haben unsere Sicherheit und die Segnungen anscheinend einem selbstzentrierten Streben nach Freiheit ohne Verantwortung und Disziplin den Weg bereitet.

Ist es dann noch verwunderlich, daß solch ein Streben Tür und Tor geöffnet hat für säkularen Humanismus, Abtreibung, Kommunismus, Scheidung, Pornographie, Kindesmißbrauch und Atheismus?

Ich weiß heute, daß die Zeit gekommen ist, die geistlichen Waffen der Fürbitte und des Fastens einzusetzen, bis die Festungen gefallen sind und Erweckung nach Amerika gekommen ist. Mir wurde auch deutlich, daß Gott mich beauftragte, andere für den Kampf zu rekrutieren.

Ich glaube, wenn die Festungen fallen, wird einer der ersten Empfänger der Ausgießung des Heiligen Geistes die schwarze Gemeinde sein. Die Lebensbedingungen und die Vergangenheit unserer schwarzen Brüder und Schwestern haben sie zu Hauptkandidaten für diese Ausgießung gemacht – denn der Geist wird auf diejenigen fallen, die demütig, heilig und hungrig sind. Ob in Kinshasa, Zaire, Mombasa, Kenia oder Washington D.C., wer stolz ist und denkt, er habe genug, wird nicht unbedingt mehr von Gott bekommen. Aber für jeden, der demütig und gehorsam gegenüber seinem Wort sein wird, ist Gott voller Liebe und Barmherzigkeit und wenn der Heilige Geist kommt, werden die, die nicht sein Volk waren, zu seinem Volk werden.

**Der Kreis hat sich geschlossen**

Die Reise, die für mich begann, als ich als Jugendlicher an dem stolzen Erbe meiner *Rajput*-Vorfahren festhalten wollte, anstatt die Liebe und Barmherzigkeit Jesu als meinen Herrn und Erretter anzunehmen, ist zu etwas Aufregendem geworden. Am ganzen Weg standen Zeichen der großen Macht und Barmherzigkeit Gottes.

Ostern 1990 hielt ich eine evangelistische Kampagne in Chatsworth/Durban in Südafrika ab. Im Mittelpunkt dieser ostindischen Stadt befindet sich der größte hinduistische Krishna Tempel der südlichen Halbkugel. Eine Million Inder leben in diesem Gebiet. Dort, zwischen diesem Tempel und dem *Rajput* Kulturzentrum stellten wir ein Zelt auf, das zwölftausend Menschen faßte und verkündigten Jesus für Hindus und Moslems gleichermaßen. Zehntausend Menschen empfingen Christus als Herrn und Erlöser. Mehrere hundert weitere wurden von unheilbaren Krankheiten geheilt und von bösen Geistern befreit.

Ich erinnere mich, wie ich vor diesem Tempel stand, das Sonnenlicht blitzte von seinen goldenen Kuppeln, und mich an den Eingang eines anderen Tempels zurückversetzte, wo ich als Vierzehnjähriger gestanden und gesagt hatte: „Gott, ich weiß, daß du hier irgendwo bist, bitte, zeig dich mir." Genau das tat er.

Meine Vision ist, daß ich den Befehl Jesu erfüllen will, das Evangelium in alle Welt zu bringen mit nachfolgenden Zeichen und Wundern. Wenn Menschen die Wunder Gottes in ihrer Mitte sehen, wissen sie, daß die Botschaft des Evangeliums wahr ist. Ich möchte, daß alle Männer und Frauen fähig sind, den Worten Jesu zu gehorchen: „Geht hin und verkündet, was ihr gesehen und gehört habt: daß Blinde sehend werden, Lahme gehen, Aussätzige gereinigt werden, Taube hören, Tote auferweckt werden, Armen gute Botschaft verkündigt wird" (Lk. 7,22).

Von jener Nacht in Mombasa an, als der Herr Jesus seine Hand auf meine Schulter legte und sagte: „Mein kleiner Bruder" über meine Tätigkeit als Botschafter der Liebe für die Kinder an der Staatlichen Schule bis hin zu der Auferweckung von Katshinyi Manikai und der Bekehrung von Tausenden in der ganzen Welt habe ich gesehen, wie Jesus Zeichen und Wunder jeder Art vollbrachte. So wie ich Jesus als eigentliche Wahrheit erfahren habe, habe ich ihn auch als eigentliche Liebe erfahren. Ich weiß nun, daß nur Liebe Wunder wirken kann.

# Wir laden Sie ein, an unserem Dienst teilzuhaben

Mahesh Chavda Ministries International ist eine unabhängige Organisation, die von Kirchen, Gemeinden und Individuen unterstützt wird, die wie Mahesh eine Last dafür haben, das Evangelium bis zu den Enden der Erde zu verkündigen und die am Missionsbefehl teilhaben wollen, indem sie Maheshs Kampagnen unterstützen.

„Es ist meine erneute Absicht, mich und meinen Dienst Gott für seine Absichten im einundzwanzigsten Jahrhundert zur Verfügung zu stellen, sowohl zuhause als auch in Übersee. Unser Schwerpunkt lag auf Afrika, aber uns winken auch andere bedürftige Nationen. Unter der Leitung des Heiligen Geistes werde ich weiterhin evangelistische Kampagnen und Schulungen abhalten und Gemeinden gründen, wo Gott auch immer eine Bühne bereitstellt und sagt: „Geh!" Ich werde weiterhin den Verlorenen die Erlösung predigen und meine Hände im Gebet zu denen ausstrecken, die krank sind an Leib und Geist und den Nöten der Armen dienen, den Glauben der Gläubigen allerorts stärken bis der Herr Jesus wiederkommt."

Unser Standort ist in Fort Lauderdale in Florida. In Übersee befindet sich unser Hauptquartier in Kinshasa in Zaire, wo ein Team dabei hilft, die Arbeit in den afrikanischen Ländern fortzuführen.

Wir sind Dankbar für die Armee von Unterstützern, die Gott aufbaut und uns dadurch befähigt zu wachsen. Wenn Sie weitere Informationen möchten, wie sie an diesem Dienst teilhaben können schreiben Sie an:

Mahesh Chavda Ministries International
P.O Box 24113
Fort Lauderdale, FL 33307

*Weitere Titel aus dem Verlag Gottfried Bernard:*

| | | | |
|---|---|---|---|
| 175800 | R.S. Greenway, | Eine Stadt für Gott | DM 10,80 |
| 175805 | T. Ruthven, | Ihr werdet den Himmel offen sehen | DM 12,80 |
| 175806 | H. Riefle, | Nein – ich bin zu dumm | DM 5,00 |
| 175811 | T. Ruthven, | Edelsteine – Tägliche Stille Zeit NT | DM 24,00 |
| 175812 | T. Ruthven, | Edelsteine – Tägliche Stille Zeit AT | DM 24,00 |
| 175815 | M. Sheldon, | Gesundheit, Heilung u. Medizin | DM 7,80 |
| 175819 | L. Sandford, | Der verwundete Christ – Heilwerden | DM 13,80 |
| 175826 | P. Hübner, | Prolegomena zu einer christlichen Psychologie | DM 19,80 |
| 175827 | Lambert/Minor/Joyner, | Das Zukünftige wird er ... | DM 3,80 |
| 175828 | F. Frangipane, | Geistlicher Kampf auf drei Ebenen | DM 15,80 |
| 175829 | F. Frangipane, | Heiligkeit, Wahrheit und die Gegenwart Gottes | DM 14,80 |
| 175832 | P. u. D. Gleiß, | Macht sie zu Jüngern | DM 18,00 |
| 175833 | H. Baar, | Gott macht das Krumme gerade | DM 7,80 |
| 175834 | W. May/W. Sauter, | Ruhen im Geist | DM 10,80 |
| 175839 | H. Stricker, | Beichte – Der Weg z. Lebensbereinigung | DM 3,80 |
| 175840 | H. Stricker, | Sekte – Kirche zwischen Wahrheit und ... | DM 3,80 |
| 175841 | H. Stricker, | Theologie – Aus welcher Quelle | DM 5,80 |
| 175842 | H. Stricker, | Wiederkunft Jesu – Wider die falschen | DM 5,80 |
| 175843 | H. Stricker, | Okkultismuns – Seelsorge im Engpass? | DM 6,80 |
| 175844 | H. Stricker, | Ökumene – Einheit um jeden Preis? | DM 4,80 |
| 175845 | H. Stricker, | Sterben – Wohin geht die Reise | DM 6,80 |
| 175820 | B. Thompson, | Wiederherstellung der Persönlichkeit | DM 24,80 |
| 175830 | J. Sandford, | Umgestaltung des inneren Menschen | DM 29,80 |
| 175835 | D. Prince, | Segen oder Fluch | DM 20,80 |
| 175849 | C.P. Wagner, | Territoriale Mächte | DM 24,80 |
| 175846 | C. Urquhart, | Mein liebes Kind | DM 25,80 |
| 175831 | J. Sandford, | Heilung des verwundeten Geistes | DM 29,80 |
| 175822 | J. Sandford, | Warum begehen Christen Treue(Ehe)Bruch | DM 21,80 |
| 175821 | J. Sandford, | Elias Auftrag | DM 22,80 |